高等医学院校"1+X"书证融通系列教材

中医诊断学

主编　赵　丽　杨定瑶

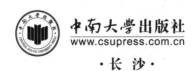
中南大学出版社
www.csupress.com.cn

·长沙·

编委会

主　编　赵　丽　杨定瑶

副主编　吕　晶　杨仁琴　罗远娇

　　　　赵　辉　张长海

编　者　(按姓氏笔画排序)

　　　　付　益(贵州兴义市人民医院)

　　　　吕　晶(黔西南民族职业技术学院)

　　　　杨仁琴(黔西南州人民医院)

　　　　杨红萍(黔西南民族职业技术学院)

　　　　杨定瑶(黔西南民族职业技术学院)

　　　　李金燕(黔西南民族职业技术学院)

　　　　张天雪(贵州兴义市卫计局)

　　　　张长海(黔西南州人民医院)

　　　　罗远娇(黔西南民族职业技术学院)

　　　　赵　山(贵州安龙卫计局)

　　　　赵　丽(黔西南民族职业技术学院)

　　　　赵　辉(贵州兴义市人民医院)

　　　　曹瑞竹(黔西南民族职业技术学院)

前　言

随着社会经济的发展、科技的进步，中医事业在世界范围内得到了飞速的发展。中医知识不断更新，中医技术不断进步，中医医疗和中医教育机构逐年增多，中医队伍逐渐壮大，越来越多的病、伤、残患者通过中医治疗得到了恢复，提高了生活质量。人们越来越寄希望于运用天然药物及独具特色优势的中医学，以更好地解决预防、保健、治疗、康复中的难题。为了规范护理治疗专业人才的培养，结合我校的特点，故编写此书。

本教材包括四章。主要介绍了中医诊断学的原理、原则以及主要内容。第一章为诊法，分别论述了望诊、闻诊、问诊、切诊、舌诊的概念、内容、地位及临床应用。因为舌诊的重要性这里单独列出一节讲解。结合专业特点该章重点论述了临床表现及证候特征并应用较多的表格来进行小结和突出重点。该书增加了第四章诊断与病案，系统论述了中医病案的书写，便于学生整体回顾诊断内容。

教材编写过程中强调科学性、启发性和实用性，力求突出高职高专学生注重技能培养的要求与特点，力争达到概念准确，层次分明，结构合理，叙述清晰。在每章开篇增设学习目标，帮助学生按照掌握、熟悉和了解三个层次学习和理解该章的主要内容。在每章结尾增设练习题便于学生巩固应掌握的基本知识，体现实用性。全书采用举例、表格或图示等形式增加了教材内容的可读性和易懂性。

另外本教材选择使用了知识链接和知识拓展，知识链接侧重纵向知识联系，知识拓展侧重横向知识联系，以此提高学生的学习兴趣，拓展学生的视野。该教材新增了"3+X"体系，使教材进一步立体化。

由于时间仓促和水平有限，各位编者是在繁忙的临床教学和科研工作中挤出时间来完成编写任务，书中难免出现一些遗漏和不足之处，敬请广大同行及师生提出宝贵意见。

赵　丽

2021 年 6 月

目　录

绪　论

中医诊断学是论述中医诊断疾病，辨别证候的基本理论、方法和技能的一门课程。诊断即对人体健康状态和病证所提出的概括性判断。它是由基础医学引申到临床医学的桥梁，具有基础理论密切结合临床实践的特点，是中医学领域的重要组成部分。

正确的防治取决于正确的诊断，正确的诊断来源于对患者四诊的周密诊察和精确的辨证分析，没有正确的诊断就不会有正确的治疗。所以诊断在防治疾病中是极为重要的一环。

第一节　中医诊断学发展简史

中医诊断学，是历代医家临床诊病经验的积累，它的理论和方法起源很早。公元前 5 世纪著名医家扁鹊就以"切脉、望色、听声、写形"等为人诊病。

在《黄帝内经》和《难经》中，不仅奠定了望、闻、问、切四诊的理论基础和方法，而且提出诊断疾病必须结合致病的内外因素全面考虑。《素问·疏五过论》指出："凡欲诊病者，必问饮食居处，暴乐暴苦，……"。

公元 2 世纪，西汉名医淳于意首创"诊籍"即病案，记录病人的姓名、居址、病状、方药、日期等，作为复诊的参考。公元 3 世纪初，东汉伟大的医学家张仲景所著的《伤寒杂病论》，把病、脉、证、治结合起来，作出了诊病、辨证、论治的规范。与此同时，著名医家华佗的《中藏经》也记载了丰富的诊病经验，以论脉、论病、论脏腑寒热虚实、生化顺逆之法著名。

西晋王叔和的《脉经》，是我国最早的脉学专著，既阐明脉理，又分述寸口、三部九候、二十四等脉法，对后世影响很大。

隋代巢元方的《诸病源候论》是一部论述病源与证候诊断的专著，载列各种疾病的证候 1739 论。唐代孙思邈认为，诊病要不为外部现象所迷惑，要透过现象看本质。他在《备急千金要方·大医精诚》中指出："五脏六腑之盈虚，血脉营卫之通塞，固非耳目之所察，必先诊候以审之。"

宋、金、元时期，诊断学又有新的发展，宋代朱肱《南阳活人书》强调治伤寒切脉是辨别表里虚实的关键，陈言的《三因极一病证方论》论述了内因、外因、不内外因三因辨证。

金元之世，专攻诊断者，颇不乏人。滑伯仁的《诊家枢要》专论诊法。戴起宗的《脉诀刊误集解》对脉学极为有益。金元四大家对诊断学的论述各有特色，如刘河间辨证重视病机，张子和重视症状鉴别。李东垣重视外感内伤的征候的异同，朱丹溪重视气血痰郁的辨证。

明清时期，对四诊和辨证的研究，取得了一系列成就。四诊的研究，以脉诊和舌诊的发展尤为突出。明代伟大的医药学家李时珍著《濒湖脉学》，摘取诸家脉学精华，详分27种脉，编成歌诀，便于诵习。清代李延星《脉诀汇辨》、贺升平《脉要图注详解》等把脉学与生理、病理及证候结合起来进行研究。在舌诊方面，继元代杜清碧增补敖氏《伤寒金镜录》后，明代申斗垣的《伤寒观舌心法》，清代张登的《伤寒舌鉴》，傅松元的《舌胎统志》等对察舌辨证多有研究。清代《医宗金鉴·四诊心法要诀》以四言歌诀简要地介绍四诊理论和方法，便于实用。

明清时期对辨证的研究更为深入，尤以伤寒、温病的诊断与辨证最为突出。明代张景岳《景岳全书·传忠录》，特别是清代程钟龄《知觉心悟》，都把阴阳表里、寒热虚实作为辨证的大法。明清重《伤寒论》，致力于六经辨证研究的百余家，各有精辟见解。如明初王初道的《医经溯洄集》、清代柯韵伯《伤寒来苏集》。明清创温病的辨证，叶天士《外感温热篇》中卫气营血辨证，吴鞠通《温病条辨》中三焦辨证，分别开创了对温热病病变特征与转变规律的研究。

近代，诊断学的发展较慢。1917年，曹炳章著《彩图辨舌指南》，把辨舌诊断与治法并提，内容翔实，多为经验之谈。中华人民共和国成立以来，中医诊断学受到教学、医疗和科研工作者的重视，运用现代科学技术手段进行研究，获得了新的成就。例如：运用电子仪器描记脉图研究脉学，以微型电子计算机输入常见病辨证论治系统研究辨证学。为中医诊病、辨证开辟了新途径。

第二节　中医诊断学的原理及其原则

➡ 一、诊断学原理

人体疾病的诊断是一个认识过程，认识的目的在于进一步指导实践。而望、闻、问、切四诊，是认证识病的主要方法。

人体疾病的病理变化，大都蕴藏于内，仅望其外部的神色，听其声音，嗅其气味，切其脉候，问其所苦，而没有直接察病变的所在，为什么能判断出其病的本质呢？其原理就在于"从外知内"（《灵枢·论疾诊尺》），亦即"司外揣内"（《灵枢·外揣》）。

"视其外应，测知其内"，"有诸内者，必形诸外"，这是前人认识客观事物的重要方法。我国先秦的科学家很早就发现，许多事物的表里之间都存在着相应的确定性联系。联系是普遍存在的，每一事物都与周围事物发生一定联系，如果不能直接认识某一事物，可以通过研究与之有关的其他事物，间接地把握或推知这一事物。同样，机体外部的表征与体内的生理功能必然有着相应关系。通过体外的表征，可以把握人体内部的变化规律。脏腑受邪发生病理变化必然会表现在外。疾病的发生和发展，是一定的、相应的外在病形，即表现于外的症状、体征、舌象和脉象。因此，可以运用望、闻、问、切等手段，把这些表现于外的症状、体征、舌象、脉象等有关资料收集起来，然后分析其脏腑病机及病邪的性质，以判断疾病的本质和征候类型，从而做出诊断。

二、诊断学原则

对于疾病诊断的过程，是一个认识的过程，对疾病有所认识，才能对疾病进行防治。要正确地认识疾病，必须遵循三大原则。

1. 审察内外，整体察病

整体观念是中医学的一个基本特点。人是一个有机的整体，内在脏腑与外在体表、四肢、五官是统一的；而整个机体与外界环境也是统一的，人体一旦发生病变，局部可以影响全身，全身病变也可反映于某一局部；外部有病可以内传入里，内脏有病也可以反映于外；精神刺激可以影响脏腑功能活动，脏腑有病也可以造成精神活动的异常。同时，疾病的发展也与气候及外在环境密切相关。因此，在诊察疾病时，首先要把患者的局病看成是患者整体的病变，既要审察其外，又要审察其内，还要把患者与自然环境结合起来加以审察，才能做出正确的诊断。所以说，审察内外、整体察病是中医诊断学的一个基本原则。

2. 辨证求因，审因论治

辨证求因，就是在审察内外、整体察病的基础上，根据患者一系列的具体表现，加以分析综合，求得疾病的本质和症结所在，从而审因论治。所谓辨证求因的"因"，除了六淫、七情、饮食劳倦等通常的致病原因外，还包括疾病过程中产生的某些症结，即问题的关键，作为辨证论治的主要依据。这就要求根据病人临床表现出的具体证候，从而确定病因是什么，病位在何处，其病程发展及病变机理如何。

如病人自诉发热，我们还不能得出辨证结果，只有进一步询问有无恶寒头痛，是否疾病初起，检查是否脉浮、舌苔薄白等，才可以初步确定是外感表证发热还是内伤里证发热。若是外感表证发热，还要进一步辨证到底是外感风热，还是外感风寒。假如有舌红、口渴、脉浮数、发热重、恶寒轻，就可知其发热为外感风热证，从而为治疗指出方向。由此可知，仔细地辨证，就可对疾病有确切认识，诊断就更为正确，在治疗上就能达到审因论治的较高境界。

3. 四诊合参，从病辨证

诊断疾病要审察内外，整体察病。那么就要对患者做全面详细的检查和了解，必须四诊合参，即四诊并用或四诊并重。四诊并用，并不等于面面俱到。由于接触患者的时间有限，只有抓住主要矛盾，有目的、系统地重点收集临床资料，才不致浪费时间。四诊并重，是因为四诊是从不同角度来检查病情和收集临床资料的，各有其独特的意义，不能相互取代。只强调某一诊法而忽视其他诊法都不能全面了解病情，故《医门法律》说："望闻问切，医之不可缺一"。此外，疾病是复杂多变的，证候的表现有真象，也有假象，脉症不一，故有"舍脉从症"和"舍症从脉"的诊法理论。如果四诊不全，就得不到全面详细的病情资料，辨证就欠准确，甚至发生错误。

从病辨证，是通过四诊合参，在确诊疾病的基础上进行辨证，包括病名诊断和证候辨别两个方面。例如感冒是一病名诊断，它又有风寒、风热、暑湿等证候的不同，只有辨清病名和证候，才能进行恰当的治疗。这里，要弄清病（病名）、证（证候）、症（症状）三者的概念与关系。病是对病症的表现特点与病情变化规律的概括。而证，即证候，则是对病变发展某一阶段病人所表现出一系列症状进行分析、归纳、综合，所得出的有关病因、病性、病位等各方面情况的综合概括。一个病可以有几种不同的征候；而一个证候亦可见于多种病。症，即症状，是病人在疾病过程中出现的背离正常生理范围的异常现象。证候由一系列有密切联系的症状组成。因而可以更好地反映病变的本质。祖国医学强调辨证论治，但这不等于不要辨病，应该把辨病和辨证结合起来才可作出更确切的判定。

第三节　中医诊断学的主要内容

《中医诊断学》的主要内容，包括四诊、八纲、辨证、疾病诊断、症状鉴别和病案撰写等。

四诊：也叫诊法，是诊察疾病的四种基本方法。望诊，是对患者全身或局部进行有目的的观察以了解病情，测知脏腑病变。闻诊，是通过听声音、嗅气味以辨别患者内在的病情。问诊，是通过对患者或陪诊者的询问以了解病情及有关情况。切诊，是诊察患者的脉候和身体其他部位，以测知体内、体外一切变化的情况。根据以上四诊合参的原则，不能以一诊代四诊，同时症状、体征与病史的收集，一定要审察准确，不能草率从事。

知识拓展▶ 《难经》：望而知之谓之神，闻而知之谓之圣，问而知之谓之工，切而知之谓之巧。

八纲：即阴阳、表里、寒热、虚实。张景岳称为"阴阳""六变"。四诊所得的一切资料，须用八纲加以归纳分析：寒热是分辨疾病的属性；表里是分辨疾病病位与病势的浅深；虚实是分辨邪正的盛衰；而阴阳则是区分疾病类别的总纲。它从总的方面，亦即最根本的方面分辨疾病属阴属阳，为治疗指明总的方向。

辨证：包括病因、气血津液、脏腑、经络、六经、卫气营血和三焦辨证。各种辨证既各有其特点和适应范围，又有相互联系，并且都是在八纲辨证的基础上加以深化。

诊断与病案：诊断分常见疾病诊断和证候诊断两个方面。疾病诊断简称诊病。就是对患者所患疾病以高度概括，并给以恰当的病名。证候诊断即辨证，是对所患疾病某一阶段中证候的判断。病案，古称"诊籍"，又叫医案，是临床的写实。它要求把病人的详细病情、病史、治疗经过与结果等，都如实地记录下来，是临床研究中的一个重要组成部分，为病案分析统计、经验总结、医院管理等科学研究的重要资料。因此，临床各科都应有完整病历、病案记录。

第四节　学习中医诊断学的方法

一、打好基础，掌握基本理论知识

中医基础理论是中医学的灵魂，它是中医对人体生命活动规律的认识及其应用的知识与法则。中医诊断学的诊病方法和辨证步骤，无处不贯穿着中医的整体观念、阴阳五行、脏象学说、气血津液、病因病机等基本理论。以临床诊断肾脏病证为例，中医基础理论认为：腰为肾之府，肾主藏精，主持人体生殖、生长及发育，主水，主纳气，在体为骨，生髓充脑，其华在发，开窍于耳及二阴。因此，运用到临床上，凡以人体生长、发育及生殖机能障碍，水液代谢失常，呼吸功能减退和脑、髓、骨、发、耳及二便异常为主的病变，皆属肾脏病证之范畴。故肾病之表现以腰酸腿软、耳鸣耳聋、齿摇发脱、男子精少不育、女子经闭不孕、水肿、喘咳、二便排泄异常为定位症状。可见，要学好中医诊断学，必须博极医源，在熟悉、精通中医基本理论的前提下，温故知新，融会贯通，才能将诊断、辨证技能用于临床。

二、自己动手分析归纳整理

教师授课是为了全课程的系统性、完整性和条理性，大多以章为纲，以节为目，基本按顺序进行。而大家课后复习时，则应根据自己的理解和记忆方法，多动脑、多动手，要学会对学习的内容重新进行分析归纳和整理。养成既看书又动笔的好习惯。如脏腑辨证，教材所列证型近 60 余个，按《教学大纲》的规定，全部属于掌握内容，记忆难度较大，在学习过程中，同学们可自己动手打破教材原有次序，将其归纳为气虚、血虚、阴虚、阳虚、实热、湿热、痰浊等几大类，如气虚证共同症状有少气懒言，神疲乏力，面色淡白，自汗，动则加重，舌淡苔白，脉虚弱等症，在此基础上兼有咳嗽气喘痰多者则为肺气虚；兼有心悸怔忡胸闷者则为心气虚；兼有食少腹胀便溏者则为脾气虚，兼有腰酸腿软耳鸣者则为肾气虚。先抓住各大证的基础证，再结合各脏腑的主证，则可快速准确地做到诊断和鉴别诊断。

三、重视理论与实践相结合

"熟读王叔和，不如临证多"。中医诊断学是一门经验性、实践性很强的应用型学科，对临床病证辨证论治的理解和掌握并非课堂的理论教学能够全部解决，要把中医的基本理论、基本知识真正转化为自己掌握的基本技能，必须多次、反复地进行临床实践。因此，要学好诊断并熟练地应用于临床，仅有深厚的理论知识还不够，必须不断地进行临床实践，反复验证，才可得心应手，运用自如，切中病情，获得针对病人最确切、最精当的诊断。因此，主动、积极地参与实验课及病案分析的模拟训练课，以及后续临床课程的临床见习课，将所学的理论知识用于解决临床实践所遇到的实际问题，使感性和理性交替转化、不断深入，是学好中医诊断学这门课程的重要一环。

考点提示 ▶ 诊断学的原理。

练习题

（赵丽）

第一章

诊法

学习目标

1. 掌握望诊、闻诊的内容、方法、重点、临床意义。

2. 掌握问诊的方法、发病、证候。

3. 掌握脉诊中常见病脉的表现及临床意义，按诊临床意义。

4. 掌握舌诊的内容、方法、重点、临床意义。

5. 熟悉各诊法的含义。

6. 了解望形体、望姿态、望头面五官、望肢体皮肤、望二阴、望排出物、望小儿指纹的基本内容。

病案分析

董某，女，42岁，工人。患者两年来出现月经量增多，近一个月来月经淋漓不断，血色浅淡，时感小腹隐痛，伴神疲乏力，少气懒言，头晕目眩，心悸失眠，食欲不佳，舌质淡、苔薄白，脉细弱。

【要求】①病情分析；②临床辨证。

答：①患者神疲乏力，头晕目眩，心悸失眠，食欲不佳，为脾虚失运、脾气不足之象；心悸失眠、头晕目眩为心血不足之征；经水淋漓不断、血色浅淡为脾不统血、气虚失摄的表现；舌淡苔白、脉细弱为气血不足的征象。

②综观诸证，患者为脾虚化源不足、心血虚少、脾不统血之气不摄血证。

知识链接

《魏文王问扁鹊》

魏文王问扁鹊曰："子昆弟三人其孰最善为医?"扁鹊曰：……。魏文侯曰："可得闻邪?"扁鹊曰："长兄於病视神，未有形而除之，故名不出於家。中兄治病，其在毫毛，故名不出於间。若扁鹊者，鑱血脉，投毒药，副肌肤，闲而名出闻於诸侯。"

问：扁鹊兄弟三人孰最善为医?

答：扁鹊曰："长兄最善，中兄次之，扁鹊最为下。"

望而知之谓之"神"，闻而知之谓之"圣"，问而知之谓之"工"，切脉而知之谓之"巧"。

特点：以表知里。

要求：四诊合参。

诊法也叫四诊，是诊察疾病的四种基本方法。望诊，是对患者全身或局部进行有目的的观察以了解病情，测知脏腑病变。闻诊，是通过听声音、嗅气味以辨别患者内在的病情。问诊，是通过对患者或陪诊者的询问以了解病情及有关情况。切诊，是诊察患者的脉候和身体其他部位，以测知体内、体外一切变化的情况。根据以上四诊合参的原则，不能以一诊代四诊，同时症状、体征与病史的收集，一定要审察准确，不能草率从事。

第一节 望诊

望诊，是医生运用视觉观察病人的神色形态、局部表现、舌象、分泌物和排泄物色质的变化等以诊察病情的方法。

"望而知之谓之神"，说明望诊在中医诊断学中占有重要地位。

望诊的内容主要包括：观察人的神、色、形、态、舌象、络脉、皮肤、五官九窍等情况以及排泄物、分泌物的形、色、质量等，现将望诊分为整体望诊(望神、色、形体、姿态)、局部望诊(望头面、五官、躯体、四肢、二阴、皮肤)、望舌、望排出物(望痰涎、呕吐物、大便、小便等)、望小儿指纹(附：望鱼际络脉爪甲)等五项叙述。

舌诊虽属头面五官，但因舌象反映内脏病变较为准确，实用价值较高，因而形成了舌诊中医独特的传统诊法，故单节讲解。

一、整体望诊

整体望诊又叫全身望诊，是医生在诊察病人时，首先对病人的神色形态等整体表现进行扼要观察，以了解整体情况的诊病方法。

通过整体望诊可对病情的轻重缓急和病性的寒热虚实，获得一个总体的印象，为进一步深入细致地诊察病情打下基础。

(一)望神

望神就是观察人体生命活动的外在表现，即观察人的精神状态和机能状态。

神是生命活动的总称，其概念有广义和狭义之分。广义的神，是指整个人体生命活动的外在表现，可以说神就是生命；狭义的神，乃指人的精神活动，可以说神就是精神。望神应包括这两方面的内容。

神是以精气为物质基础的一种机能，是五脏所生之外荣。望神可以了解五脏精气的盛衰和病情轻重与预后，如"得神者昌，失神者亡"(《素·移精变气》)。望神应重点观察病人的精神、意识、面目表情、形体动作、反应能力等，尤应重视眼神的变化。望神的内容包括得神、失神、假神，此外神气不足、神志异常等等也应属于望神的内容。

1. 得神

得神又称有神，是精充气足神旺的表现；在病中，则虽病而正气未伤，是病轻的表现，预后良好。

(1)临床表现：神志清楚，语言清晰，目光明亮，精彩内含；面色荣润含蓄，表情丰富自然，反应灵敏，动作灵活，体态自如；呼吸平稳，肌肉不削。

(2)临床意义：健康的表现，或虽病而精气未衰，病轻易治，预后良好。

2. 少神

少神又叫神气不足是轻度失神的表现，与失神状态只是程度上的区别。它介于有神和无神之间，常见于虚证患者，所以也更为多见。

(1)临床表现：精神不振，两目乏神，面色少华，肌肉松软，倦怠乏力，少气懒言，动作迟缓。

(2)临床意义：正气不足，精气轻度损伤，机体功能较弱。多见于轻病或恢复期病人，亦可见于体质虚弱者。

3. 失神

失神又称无神，是精亏神衰或邪盛神乱的表现。提示无论虚实，皆为病重。虚者系正气大伤，精气亏虚；实者，提示邪气亢盛，热扰神明，邪陷心包，或肝风挟痰，蒙蔽清窍，阻闭经络。

(1)精亏神衰

1)临床表现：精神萎靡，意识模糊，反应迟钝，面色无华，晦暗暴露，目无光彩，眼球呆滞，呼吸微弱，或喘促无力，肉消著骨，动作艰难等。

2)临床意义：正气大伤，多见于慢性久病重病之人。

(2)邪盛神乱

1)临床表现：神昏谵语，躁扰不宁，循衣摸床，撮空理线；或猝然昏倒，双手握固，牙关紧闭等。

2)临床意义：多见于急性病人，亦属病重。

4. 假神

假神是垂危患者出现的精神暂时好转的假象，是临终的预兆，并非佳兆。

> **知识链接▶** 患者原来面色十分晦暗，临终前突然在颧颊部泛现红色，称为"戴阳"。
> 提示正气衰竭，阴不敛阳，虚阳浮越之象。

(1)临床表现：如久病、重病患者，本已神昏或精神极度萎靡，突然神志清楚，想见亲人，言语不休，但精神烦躁不安；或原本目无光彩，突然目光转亮，但却浮光外露，目睛直视；或久病面色晦暗无华，突然两颧泛红如妆等；或原本身体沉重难移，忽思起床活动，但并不能自己转动；或久病本无食欲，而突然欲进饮食等。

（2）临床意义：虚阳外越，阴阳即将离决，属病危。回光返照、残灯复明。

假神与病情好转的区别在于：假神的出现比较突然，其"好转"与整个病情不相符，只是局部的和暂时的。由无神转为有神，是整个病情的好转，有一个逐渐变化的过程。

假神之所以出现，是由于精气衰竭已极，阴不敛阳，阳虚无所依附而外越，以致暴露出一时"好转"的假象。这是阴阳即将离绝的危候，古人比做"残灯复明""回光反照"。

5.神志异常

神志异常也是失神的一种表现，但与精气衰竭的失神则有本质上的不同。一般包括烦躁不安，以及癫、狂、痫病等。这些都是由特殊的病机和发病规律所决定的，其失神表现并不一定意味着病情的严重性。

烦躁不安，即指心中烦热不安，手足躁扰不宁的症状。烦与躁不同，烦为自觉症状，如烦恼，躁为他觉症状，如躁狂、躁动等。多与心经有火有关。可见于邪热内郁、痰火扰心、阴虚火旺等证。

癫病表现为淡漠寡言，闷闷不乐，精神痴呆，喃喃自语，或哭笑无常，多由痰气郁结，阻蔽神明所致，亦有神不守舍，心脾两虚者。

狂病多表现为疯狂怒骂，打人毁物，妄行不休，少卧不饥，甚则登高而歌，弃衣而走。多因肝郁化火，痰火上扰神明所致。

痫病表现为突然昏倒，口吐涎沫，四肢抽搐，醒后如常。多由肝风挟痰，上窜蒙蔽清窍，或属痰火扰心，引动肝风（表1-1）。

表1-1 神志异常学习小结

焦虑恐惧	心胆气虚，心神失养	卑惵、脏躁
狂躁不安	痰火扰乱心神	狂病
淡漠痴呆	痰浊蒙蔽心神	癫病、痴呆
猝然昏倒	脏气失调，肝风夹痰上逆，蒙蔽清窍	痫病

（二）望色

望色就是医者观察患者面部颜色与光泽的一种望诊方法。颜色就是色调变化，光泽则是明度变化。古人把颜色分为五种，即青、赤、黄、白、黑，称为五色诊。五色诊的部位既有面部，又包括全身，所以有面部五色诊和全身五色诊称望色，但由于五色的变化，在面部表现最明显，因此，常以望面色来阐述五色诊的内容。

《内经》记载望色的方法：

1.按照五色与五脏对应的关系

青——肝

赤——心

黄——脾

白——肺

黑——肾

2.面部不同部位，为内在脏腑之外应

观察面部不同部位色泽的变化，可诊察相应脏腑的病变。按照颜面的脏腑分部位诊图（图1-1、图1-2）。

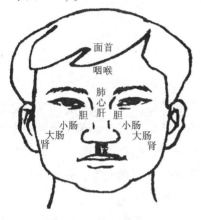

图1-1　脏腑面部分候

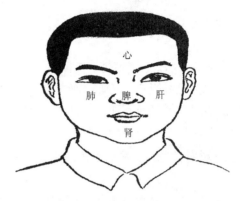

图1-2　脏腑面部分候

3.面部望色

包括常色和病色，其中常色包括主色和客色，病色有青、黄、赤、白、黑五种。

(1)常色

常色是人在正常生理状态时的面部色泽。常色又有主色、客色之分。我国正常人的面色应是红黄隐隐，明润含蓄。常色是有神气的表现，显示人体精充神旺、气血津液充足、脏腑功能正常。

> **知识链接▶** 隐现于皮肤光泽之间为正常色，称"常色"
> 过于明显，暴露于外为病色，又称"真脏色"

1)主色

所谓主色，是指人终生不改变的基本肤色、面色。由于民族、禀赋、体质不同，每个人的肤色不完全一致。我国人民属于黄色人种，一般肤色都呈微黄，所以古人微黄为正色。在此基础上，有些人可有略白、较黑、稍红等差异。

2)客色

人与自然环境相应，由于生活条件的变动，人的面色、肤色也相应变化叫做客色。例如，随四时、昼夜、阴晴等天时的变化，面色亦相应改变。再如，由于年龄、饮食、起居、寒暖、情绪等等变化，也可引起面色变化，也属于客色。

人的面色春应稍青，夏应稍红，长夏应稍黄，秋应稍白，冬应稍黑，四季皆黄。人的面色也可因情绪变化、剧烈运动、饮酒、水土影响等而发生变化，但只要明润含蓄，均非病色。

总之，常色有主色，客色之分，其共同特征是：明亮润泽、隐然含蓄。

(2)病色

病色是指人体在疾病状态时的面部颜色与光泽，可以认为除上述常色之外，其他一切反常的颜色都属病色。病色又可以分为善色和恶色。善色指病人面色虽有异常，但仍光明润泽。说明病变尚轻，脏腑精气未衰。恶色指病人面色异常，且枯槁晦暗。说明病变深重。其病难治，预后较差。病色有青、黄、赤、白、黑五种。

> **知识拓展** 《四诊抉微》"夫气由脏发，色随气华"。
> 《望诊遵经》"光明润泽者，气也；青赤黄白黑者，色也，有气不患无色，有色不可无气也"。

现将五色主病分述如下(表1-2)：

1)青色

主寒证、痛证、瘀血证、惊风证、肝病。

青色为经脉阻滞，气血不通之象。寒主收引主凝滞，寒盛而留于血脉，则气滞血瘀，故面色发青。经脉气血不通，不通则痛，故痛也可见青色。肝病气机失于疏泄，气滞血瘀，也常见青色。肝病血不养筋，则肝风内动，故惊风(或欲作惊风)，其色亦青。

> **知识拓展** 急惊风：见于小儿高热引起的抽搐，两目上视。为高热耗津，引动肝风。
> 慢惊风：见于小儿无热，而时时手足搐搦。为脾虚肝乘。

如面色青黑或苍白淡青，多属阴寒内盛；面色青灰，口唇青紫，多属心血瘀阻，血行不畅；小儿高热，面色青紫，以鼻柱、两眉间及口唇四周明显，是惊风先兆。

2)黄色

主湿证、虚证。

黄色是脾虚湿蕴表现。因脾主运化，若脾失健运，水湿不化；或脾虚失运，水谷精微不得化生气血，致使肌肤失于充养，则见黄色。

如面色淡黄憔悴称为萎黄，多属脾胃气虚，营血不能上荣于面部所致；面色发黄而且虚浮，称为黄胖，多属脾虚失运，湿邪内停所致；黄而鲜明如橘皮色者，属阳黄，为湿热熏蒸所致；黄而晦暗如烟熏者，属阴黄，为寒湿郁阻所致。

3)赤色

主热证。

气血得热则行，热盛而血脉充盈，血色上荣，故面色赤红。

热证有虚实之别。实热证，满面通红；虚热证，仅两颧嫩红。此外，若在病情危重之时，面红如妆者，多为戴阳证，是精气衰竭，阴不敛阳，虚阳上越所致。

4)白色

主虚寒证，血虚证。

白色为气血虚弱不能荣养机体的表现。阳气不足，气血运行无力，或耗气失血，致使气血不充，血脉空虚，均可呈现白色。

如面色㿠白而虚浮，多为阳气不足；面色淡白而消瘦，多属营血亏损；面色苍白，多属阳气虚脱，或失血过多。

5)黑色

主肾虚证、水饮证、寒证、痛证及瘀血证。

黑为阴寒水盛之色。由于肾阳虚衰，水饮不化，气化不行，阴寒内盛，血失温养，经脉拘急，气血不畅，故面色黧黑。

面黑而焦干，多为肾精久耗，虚火灼阴，目眶周围色黑，多见于肾虚水泛的水饮证；面色青黑，且剧痛者，多为寒凝瘀阻。

表1-2　五色主病小结

颜色	主病
赤色	主热证、戴阳证
白色	主虚证(包括血虚、气虚、阳虚)、寒证、失血证
黄色	虚证、湿证
青色	寒证、气滞、血瘀、疼痛和惊风
黑色	主肾虚、寒证、水饮、血瘀、剧痛

(3)望色十法：浮沉、清浊、微甚、散抟、泽夭。

1)浮沉分表里：

浮是色显于皮肤之间，主病在表；沉是色隐于皮肤之内，主病在里。

初浮后沉是病自表入里；初沉后浮是病由里出表。

2)清浊辨阳阴：

清是清明，其色舒，主病在阳；浊是浊暗，其色惨，主病在阴。

自清而浊，是阳病转阴；自浊而清，是阴病转阳。

3)微甚辨虚实：

微是色浅淡，主正气虚；甚是色深浓，主邪气盛。

4)散抟知远近：

散者疏离，其色开，主病邪将解；抟者壅滞，其色闭，主久病邪渐聚。

先散后抟，病虽近而邪渐聚；先抟后散，病虽久而邪将解。

5)泽夭观胜败：

泽是气色润泽，主生；夭是气色枯槁，主死。

先夭而渐泽，精神复盛；先泽而后夭，血气益衰。

总之，十法可从总体上辨表里、阴阳、虚实、久近、成败。

(三)望形体

望形体既望人体的宏观外貌，包括身体的强弱胖瘦，体型特征、躯干四肢、皮肉筋骨等等。人的形体组织内合五脏，故望形体可以测知内脏精气的盛衰。内盛则外强，内衰则外弱。《素问·经脉别论》说："观人勇怯、骨肉、皮肤、能知其情，以为诊法也"。

人的形体有壮、弱、肥、瘦之分。凡形体强壮者，多表现为骨骼粗大，胸廓宽厚、肌肉强健、皮肤润泽，反映脏腑精气充实，虽然有病，但正气尚充，预后多佳。

凡形体衰弱者，多表现为骨骼细小，胸廓狭窄、肌肉消瘦，皮肤干涩，反映脏腑精气不足，体弱易病，若病则预后较差。

若形体肥胖，肌肉坚实，食欲旺盛，为形气有余。若形体肥胖，肉松皮缓，食少懒动，属形盛气虚。这类病人还常因阳虚水湿不化而聚湿生痰，故有"肥人多湿""肥人多痰"之说。

如瘦而食少为脾胃虚弱。形体消瘦，皮肤干燥不荣，并常伴有两颧发红，潮热盗汗，五心烦热等症者，多属阴血不足，内有虚火之证，故又有"瘦人多火"之说。其严重者，消瘦若达到"大肉脱失"的程度，卧床不起，则是脏腑精气衰竭的危象。

（四）望姿态

正常的姿态是舒适自然，运动自如，反应灵敏，行住坐卧各随所愿，皆得其中。在疾病中，由于阴阳气血的盛衰，姿态也随之出现异常变化，不同的疾病产生不同的病态。望姿态，主要是观察病人的动静姿态、异常动作及与疾病有关的体位变化。如病人睑、面、唇、指（趾）不时颤动，在外感病中，多是发痉的预兆；在内伤杂病中，多是血虚阴亏，经脉失养。

四肢抽搐或拘挛，项背强直，角弓反张，属于痉病，常见于肝风内动之热极生风、小儿高热惊厥、温病热入营血、也常见于气血不足筋脉失养。此外，痫证、破伤风、狂犬病等，亦致动风发痉。战栗常见于疟疾发作，或外感邪正相争欲作战汗之兆。手足软弱无力，行动不灵而无痛，是为痿证。关节肿大或痛，以致肢体行动困难，是为痹证。四肢不用，麻木不仁，或拘挛，或痿软，皆为瘫痪。若猝然昏倒，而呼吸自续，多为厥证。

痛证也有特殊姿态。以手护腹，行则前倾，弯腰屈背，多为腹痛，以手护腰，腰背板直，转动艰难，不得俯仰，多为腰腿痛；行走之际，突然停步，以手护心，不敢行动，多为真心痛。蹙额捧头，多为头痛。

如病人畏缩多衣，必恶寒喜暖，非表寒即里寒；病人常欲揭衣被，则知其恶热喜冷，非表热即里热。伏首畏光，多为目疾；仰首喜光，多为热病，阳证多欲寒，欲得见人，阴证则欲得温，欲闭户独处，恶闻人声。

从坐形来看，坐而喜伏，多为肺虚少气；坐而喜仰，多属肺实气逆；但坐不得卧，卧则气逆，多为咳喘肺胀，或为水饮停于胸腹。但卧不耐坐，坐则神疲或昏眩，多为气血双亏或脱血夺气。坐而不欲起者，多为阳气虚。坐卧不安是烦躁之征，或腹满胀痛之故。

从卧式来看，卧时常向外，身轻能自转侧，为阳证、热证、实证；反之，卧时喜向里，身重不能转侧，多为阴证、寒证、虚证；若病重至不能自己翻身转侧时，多是气血衰败已极，预后不良。蜷卧成团者，多为阳虚畏寒，或有剧痛；反之，仰面伸足而卧，则为阳证热盛而恶热。

二、局部望诊

局部望诊或称分部望诊，是在整体望诊的基础上，根据病情或诊断需要，对病人身体某些局部进行重点、细致地观察。因为整体的病变可以反映在局部，所以望局部有助于了解整体的病变情况。

（一）望头面部

1. 望头

望头部主要是观察头之外形、动态及头发的色质变化及脱落情况。以了解脑、肾的病变及气血的盛衰。

（1）望头形：小儿头形过大或过小，伴有智力低下者，多因先天不足，肾精亏虚。头形过大。可因脑积水引起。望小儿头部，尤须诊察颅囟。若小儿囟门凹陷，称为囟陷，是津液损伤，脑髓不足之虚证，囟门高突，称囟填，多为热邪亢盛，见于脑髓有病；若小儿囟门迟迟不能闭合，称为解颅，是为肾气不足，发育不良的表现。无论大人或小儿，头摇不能自主者，皆为肝风内动之兆。

（2）望发：头发的生长与肾气和精血的盛衰关系密切，故望发主要可以诊察肾气的强弱和精血的盛衰。正常人发多浓密色黑而润泽，是肾气充盛的表现。发稀疏不长，是肾气亏虚。发黄干枯，久病落发，多为精血不足。若突然出现片状脱发称为斑秃，为血虚受风所致。青少年落发，多因肾虚或血热。头皮发痒、多屑、多脂多因血热化燥。青年白发，伴有健忘、腰膝酸软者，属肾虚；若无其他病象者，不属病态。

小儿头发稀疏黄软，生长迟缓，甚至久不生发，多因先天不足，肾精亏损所致。小儿发结如穗，枯黄无泽，可见于疳积病。

2. 望面部

面部的神色望诊，已于前述。这里专述面部外形变化。

面部浮肿多见于水肿病，常是全身水肿的一部分。兼见面白，发病缓慢者属阴水，多由脾肾阳衰，水湿泛溢所致；眼睑颜面水肿，发病较速者为阳水，多由外感风邪、肺失宣降所致；兼见面唇青紫、心悸气促、不能平卧者，多属心肾阳衰，血行瘀阻，水气凌心所致。

腮肿，一侧或两侧腮部以耳垂为中心肿起，边缘不清，按之有柔韧感或压痛者，见于痄腮。为外感温毒之邪所致，多见于儿童，属传染病。若颏下颌上耳前发红肿起，伴有寒热、疼痛者，属发颐。为阳明热毒上攻所致。面部口眼歪斜，多属中风证。面呈惊怖貌，多见于小儿惊风，或狂犬病患者，面呈苦笑貌，见于破伤风病人。

（二）望五官

望五官是对目、鼻、耳、唇、口、齿龈、咽喉等头部器官的望诊。诊察五官的异常变化，可以了解脏腑病变。

1. 望目

目为肝窍、心之使、上系于脑，又五脏六腑之精气皆上注于目，故主病关系诸脏而以肝心为主。目为"见微知著"的典型部位。目光（眼神）为望神的主要指标。望目主要望目的神、色、形、态。

（1）望目神：人之两目有无神气，是望神的重点。凡视物清楚，精彩内含，神光充沛者，是眼有神；若白睛混浊，黑睛晦滞，失却精彩，浮光暴露，是眼无神。此内容参考望神学习。

附：五轮学说（图1-3）。

目内眦及外眦的血络属心，称为"血轮"；

黑珠属肝，称为"风轮"；

白睛属肺，称为"气轮"；

瞳仁属肾，称为"水轮"；

眼胞属脾，称为"肉轮"。

（2）望目色：目赤肿痛多属实热证。如白睛色红为肺火或外感风热；两眦赤痛为心火；睑缘赤烂为脾有湿热；全目赤肿为肝经风热上攻。白睛发黄为黄疸的主要标志。目胞色黑晦暗多属肾；目胞色暗晦，多属肾虚、痰饮、长期失眠。

（3）望目形：目窠微肿，如新卧起之状，面有水气色泽，是水肿病初起之证。脾虚与脾热也有上下眼睑肿的，脾热的肿势急而色红，脾虚的肿势缓而宽软无力。目精下陷窠内，是五

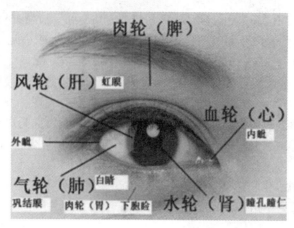

图1-3　五轮学说图示

脏六腑精气已衰，病属难治。眼生翳膜，翳生于黑睛，膜生于白睛，皆属外障眼病。多由六淫邪毒外侵，或内有食滞、痰火、湿热等，或七情郁结，脏气虚损，或由外伤所致。外观正常，或瞳仁变色变形，出现视力障碍者，皆为内障眼病。多由七情内伤，气血双亏，或肝肾不足，阴虚火旺，或外邪引动积热而发。总之外障多实，内障多虚。眼睛突起而喘的，是肺胀。颈肿眼突是瘿肿。单眼突出，多属恶候。

（4）望目态：瞳孔缩小多属肝胆火炽所致；亦可见于中毒，如川乌、草乌、毒蕈、有机磷农药中毒等。瞳孔散大可见于肾精耗竭的病人，属病危，两侧瞳孔完全散大则是临床死亡的指征之一。如一侧瞳孔逐渐散大，可见于中风或颅脑外伤病人，亦属危候。此外亦可见于五风内障(青光眼)病人。

瞪目直视：即病人两眼固定前视、神志昏迷，为脏腑精气将绝，属病危。眼反折：即病人两目上视，不能转动，项强抽搐，角弓反张。为太阳经绝证，亦属病危。横目斜视多属肝风内动。因足厥阴肝经系于目系，肝风内动牵引目系故可见横目斜视。昏睡露睛多属脾胃虚衰。可见于吐泻伤津和慢脾风的患儿。为脾虚清阳不升，气血不足，胞睑失养，启闭失司所致。胞睑下垂又称睑废。双睑下垂者，多为先天不足、脾肾亏虚；单睑下垂者，多因脾气虚衰或外伤所致。

2. 望鼻

鼻居面中央，有"明堂"之称，属脾，足阳明胃经起于鼻外侧上行至鼻根部，向下沿鼻外侧进入齿上龈，故望鼻可诊察脾胃的病变，判断胃气的盛衰。鼻为肺窍，助肺而行呼吸，可见肺之病变可从鼻之异常变化中显露出来。望鼻主要是审察鼻之颜色、外形及其分泌物等变化。

鼻之色泽，鼻色明润，是胃气未伤或病后胃气来复的表现。鼻头色赤，是肺热之征；色白是气虚血少之征；色黄是里有湿热；色青多为腹中痛；色微黑是有水气内停。

鼻头枯槁，是脾胃虚衰，胃气不能上荣之候。鼻孔干燥，为阴虚内热，或燥邪犯肺；若鼻燥衄血，多因阳亢于上所致。

鼻之形态：鼻头或鼻同色红，生有丘疹者，多为酒糟鼻。因胃火熏肺，血壅肺络所致。鼻孔内赘生小肉，撑塞鼻孔，气息难通，称为鼻痔，多由肺经风热凝滞而成。鼻翼煽动频繁呼吸喘促者，称为"鼻煽"。如久病鼻煽，是肺肾精气虚衰之危证；新病鼻煽，多为肺热。

鼻之分泌物：鼻流清涕，为外感风寒；鼻流浊涕，为外感风热；鼻流浊涕而腥臭，是鼻渊，多因外感风热或胆经蕴热所致。

3. 望耳

《灵枢·口问篇》说"耳者，宗脉之所聚也"。可见，诊耳可以了解全身的病变，但主要是诊察肾与少阳经的病变。望耳应注意耳的色泽、形态及耳内的情况。

（1）耳廓诸部位候脏腑：

耳廓上的一些特定部位与全身各部有一定的联系，其分布大致像一个在子宫内倒置的胎儿，头颅在下，臂足在上。当身体的某部有了病变时，在耳廓的某些相应部位，就可能出现充血、变色、丘疹、水泡、脱屑、糜料或明显的压痛等病理改变，可供诊断时参考。

（2）耳之色泽：正常耳部色泽微黄而红润。全耳色白多属寒证；色青而黑多主痛证；耳轮焦黑干枯，是肾精亏极，精不上荣所致；耳背有红络，耳根发凉，多是麻疹先兆。耳部色泽总以红润为佳，如见黄、白、青、黑色，都属病象。

（3）耳之形态：正常人耳部肉厚而润泽，是先天肾气充足之象。若耳廓厚大，是形盛；耳廓薄小，乃形亏。耳肿大是邪气实；耳瘦削为正气虚。耳薄而红或黑，属肾精亏损。耳轮焦干多见于下消证。耳轮甲错多见于久病血瘀。耳轮萎缩是肾气竭绝之危候。

（4）耳内病变：耳内流脓，是为脓耳。由肝胆湿热，蕴结日久所致。耳内长出小肉，其形如羊奶头者，称为"耳痔"或如枣核，胬出耳外，触之疼痛者，是为"耳挺"。皆因肝经郁火，或肾经相火，胃火郁结而成。

4. 望口与唇

脾开窍于口，其华在唇，手足阳明经脉又环绕口唇，故观察口与唇可了解脾胃的病变，临床应注意其形色和动态变化。

（1）察唇：唇部色诊的临床意义与望面色同，但因唇黏膜薄而透明，故其色泽较之面色更为明显。唇以红而鲜润为正常。若唇色深红，属实、属热；唇色淡红多虚、多寒；唇色深红而干焦者，为热极伤津；唇色嫩红为阴虚火旺；唇色淡白，多属气血两虚；唇色青紫者常为阳气虚衰，血行郁滞的表现。嘴唇干枯皱裂，是津液已伤，唇失滋润。唇口糜烂，多由脾胃积热，热邪灼伤。唇内溃烂，其色淡红，为虚火上炎。唇边生疮，红肿疼痛，为心脾积热。

（2）望口：望口须注意口之形态。口噤：口闭而难张。如口闭不语，兼四肢抽搐，多为痉病或惊风；如兼半身不遂者，为中风入脏之重证。口撮：上下口唇紧聚之形。常见于小儿脐风或成人破伤风。口僻：口角或左或右㖞斜之状，为中风证。口张：口开而不闭。如口张而气但出不返者，是肺气将绝之候。

5. 望齿与龈

齿为骨之余，骨为肾所主，又龈为手足阳明经分布之处，故望齿与龈可测知肾与胃肠的病变和津液的盈亏，对温病的诊断尤有重要意义。望齿龈应注意其色泽、形态和润燥的变化。

（1）望齿：牙齿不润泽，是津液未伤。牙齿干燥，是胃津受伤；牙齿光燥如石，是阳明热盛，津液大伤；牙齿燥如枯骨，是肾阴枯涸，精不上荣的表现。牙齿松动稀疏，齿根外露，多属肾虚或虚火上炎。病中咬牙啮齿是肝风内动之征。睡中啮齿，多为胃热或虫积。牙齿有洞腐臭，多为龋齿，欲称"虫牙"。

（2）察龈：龈红而润泽是为正常。如龈色淡白，是血虚不荣；红肿或兼出血多属胃火上炎。龈微红，微肿而不痛，或兼齿缝出血者，多属肾阴不足，虚火上炎；龈色淡白而不肿痛，齿缝出血者，为脾虚不能摄血。牙龈腐烂，流腐臭血水者，是牙疳病。

6. 望咽喉

咽喉疾患的症状较多，这里仅介绍一般望而可及的内容。如咽部深红，肿痛明显，属实热证，多因肺胃热毒壅盛所致。咽部嫩红，肿痛不显，属阴虚证，多由肾水亏少、阴虚火旺所致。咽喉淡红漫肿，多属痰湿凝聚。

如咽部两侧红肿突起如乳突，称乳蛾，是肺胃热盛，外感风邪凝结而成。如咽间有灰白色假膜，擦之不去，重擦出血，随即复生者，是白喉，因其有传染性，故又称"疫喉"。

（三）望躯体

躯体部的望诊包括颈项、胸、腹、腰、背及前后二阴的诊察。

1. 望颈项部

颈项是联接头部和躯干的部分，其前部称为颈，后部称为项。任脉行于颈，督脉循于项，手足三阳经之脉并行于两侧，为经气运行之通道，临床望颈项应注意其外形及动态变化（表1-3）。

（1）外形变化：颈前颔下结喉之处，有肿物和瘤，可随吞咽移动，皮色不变也不疼痛，缠绵难消，且不溃破，为颈瘿或瘿瘤，俗称"大脖子"。颈侧颔下，肿块如垒，累累如串珠，皮色不变，初觉疼痛，谓之瘰疬。

（2）动态变化：如颈项软弱无力，谓之项软。后项强直，前俯及左右转动困难者，称为项强。如睡醒之后，项强不便，称为落枕。颈项强直、角弓反张，多为肝风内动。

表1-3　几种常见颈部疾病小结

病	特点
瘿瘤	颈部结喉处有肿块突起，或大或小，或单侧或双侧，可随吞咽而上下移动
瘰疬	颈侧颔下有肿块如豆，累累如串珠
颈瘘	颈部痈肿、瘰疬溃破后，久不收口，形成管道
项痈、颈痈	项部或颈部两侧焮红漫肿，疼痛灼热，甚至溃烂流脓者

2. 望胸部

膈膜以上，锁骨以下的躯干部谓之胸。胸内藏心肺，为宗气所聚之处，肝脉贯膈，分布于胸胁，两乳房乃胃经之所属，乳头为肝经之所辖，故望胸胁可诊察心、肺、肝、胃、乳房的病变和宗气的盛衰。望胸部要注意外形变化。

正常人胸部外形两侧对称，呼吸时活动自如。如小儿胸廓向前向外突起，变成畸形，称为鸡胸，多因先天不足，后天失调，骨骼失于充养。若胸似桶状，咳喘、羸瘦者，是风邪痰热，壅滞肺气所致。患者肋间饱胀，咳则引痛，常见于饮停胸胁之悬饮证。如肋部硬块突起，连如串珠，是佝偻病，因肾精不足，骨质不坚，骨软变形。乳房局部红肿，甚至溃破流脓的，是乳痈，多因肝失疏泄，乳汁不畅，乳络壅滞而成。

3. 望腹部

膈膜以下，骨盆以上的躯干是腹部。腹内藏肝、脾、肾、胆、胃、大肠、小肠、胞宫，亦为诸经循行之处，故望腹部可以诊察内在脏腑的病变和气血的盛衰。腹部望诊主要诊察腹部形态变化。如腹皮绷急，胀大如鼓者，称为膨胀。其中，立、卧位腹部均高起，按之不坚者为气臌。

若立位腹部膨胀，卧位则平坦，摊向身侧的，属水臌。病人腹部凹陷如舟者，称腹凹，多见于久病之人，脾胃元气大亏，或新病阴津耗损，不充形体。婴幼儿脐中有包块突出，皮色光亮者谓之脐突，又称脐疝。

4. 望背部

由项至腰的躯干后部称为背。督脉贯脉脊行于正中，膀胱经分行于腰背两侧，其上有五脏六腑俞穴，故望腰背之形态，可以察知有关脏腑的病变。望背部主要观察其形态变化。

如脊骨后凸，背部凸起的称为龟背，常因小儿时期，先天不足，后天失养，骨失充，脊柱变凸所致。若患者病中头项强直，腰背向前弯曲，反折如弓状者，称为角弓反张，常见于破伤风或痉病。痈、疽、疮、毒，生于脊背部位的统称发背，多因火毒凝滞肌腠而成。

5. 望腰部

季肋以下，髂嵴以上的躯干后部谓之腰。望腰部主要观察其形态变化。

如腰部疼痛，转侧不利者，称为腰部拘急，可因寒湿外侵，经气不畅，或外伤闪挫，血脉凝滞所致。腰部皮肤生有水疱，如带状簇生，累累如珠的，叫缠腰火丹。

6. 望前阴

前阴又称"下阴"，是男女外生殖器及尿道的总称。前阴有生殖和排尿的作用。

（1）阴囊：阴囊肿大不痒不痛，皮泽透明的，是水疝。阴囊肿大，疼痛不硬的是癞疝。阴囊内有肿物，卧则入腹，起则下坠，名为狐疝。

（2）阴茎：阴茎萎软，缩入小腹的是阴缩，内因阳气亏虚，外感寒凝经脉而成。如阴茎硬结，破溃流脓者，常见于梅毒内陷，毒向外攻之下疳证。

（3）女阴：妇女阴中突物如梨状，称阴挺。因中气不足，产后劳累，升提乏力，致胞宫下坠阴户之外。

7. 望后阴

后阴即肛门，又称"魄门"，有排大便的作用。后阴望诊要注意脱肛，痔瘘和肛裂。

肛门上段直肠脱出肛外，名为脱肛。肛门内外之周围有物突出，肛周疼痛，甚至便时出血者，是为痔疮，其生于肛门之外者，称外痔；生于肛门之内者，叫内痔；内外皆有，叫混合痔。若痔疮溃烂，日久不愈，在肛周发生瘘管，管道或长或短，或有分支或通入直肠，叫肛瘘。肛门有裂口，疼痛，便时流血，称肛裂。

（四）望四肢

四肢，是两下肢和两上肢的总称。望四肢主要是诊察手足、掌腕、指趾等部位的形态色泽变化。

1. 望手足

手足拘急，屈伸不利者，多因寒凝经脉。其中，屈而不伸者，是筋脉挛急；伸而不屈的，是关节强直。手足颤动多因血虚筋脉失养，或饮酒过度所致。手足蠕动多因阴虚动风。手足抽搐常见于邪热亢盛，肝风内动之痉病；扬手掷足，是内热亢盛，热扰心神。手足振摇不定，是气血俱虚，肝筋失养，虚风内动的表现。四肢肌肉萎缩，多因脾气亏虚，营血不足，四肢失荣之故。半身不遂是瘫痪病。足痿不行，称下痿证。胫肿或跗肿指压留痕，都是水肿之征。足膝肿大而股胫瘦削，是鹤膝风。

2. 望掌腕

掌心皮肤燥裂，疼痛，迭起脱屑，称鹅掌风。

3. 望指趾

手指挛急，不能伸直者，是"鸡爪风"。指趾关节肿大变形，屈伸不便，多系风湿久凝，肝肾亏虚所致。足趾皮肤紫黑，溃流败水，肉色不鲜，味臭痛剧，为脱疽。

4. 下肢畸形

两踝并拢而两膝分离，称为膝内翻（"O"型腿）；两膝并拢而两踝分离，称为膝外翻（"X"型腿）。若踝关节呈固定型内收位，称足内翻；呈固定外展位，称足外翻（图1-4）。

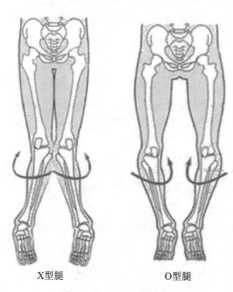

X型腿   O型腿

图1-4   下肢畸形图示

（五）望皮肤

皮肤乃人体之藩篱，卫气循行其间，内合于肺脏，感受外邪，皮肤首当其冲，脏腑气血的病变，亦可通过经络反映于肌表。因此，诊察皮肤色泽形态的异常变化和表现于皮肤的病证，可以了解脏腑的虚实、气血的盛衰，测知内脏病变和疾病的预后。望皮肤要注意皮肤的色泽及形态改变。

1. 色泽

皮肤色泽亦可见五色，五色诊亦适用于皮肤望诊。临床常见而又有特殊意义者，为发赤、发黄。

皮肤发赤，皮肤忽然变红，如染脂涂丹，名曰"丹毒"。可发于全身任何部位，初起鲜红如云片，往往游走不定，甚者遍身。发于头面者称"抱头火丹"，发于躯干者称"丹毒"，发于胫踝者称"流火"。因部位、色泽、原因不同而有多种名称，但诸丹总属心火偏旺，又遇风热恶毒所致（表1-4）。

表 1-4 皮肤色泽的临床表现及意义小结

皮肤发赤	鲜红成片，色如涂丹，边缘清楚，灼热肿胀	丹毒
	发于头面	抱头火丹
	发于小腿足部，有红色湿润之糜烂面	流火
	发于全身、游走不定	赤游丹
皮肤白斑	四肢、面部等处出现白斑，大小不等，界限清楚，病程缓慢	白驳风

（2）皮肤发黄，皮肤、面目、爪甲皆黄，是黄疸病。分阳黄、阴黄二大类。阳黄，黄色鲜明如橘子色，多因脾胃或肝胆湿热所致。阴黄，黄色晦暗如烟熏，多因脾胃为寒湿所困。

2. 形态

（1）皮肤虚浮肿胀，按有压痕，多属水湿泛滥。皮肤干瘪枯燥，多为津液耗伤或精血亏损，皮肤干燥粗糙，状如鳞甲称肌肤甲错。多因瘀血阻滞，肌失所养而致。

（2）斑疹：斑和疹都是皮肤上的病变，是疾病过程中的一个症状。斑色红，点大成片，平摊于皮肤下，摸不应手。由于病机不同，而有阳斑与阴斑之别。疹形如粟粒，色红而高起，摸之碍手，由于病因不同可分为麻疹、风疹等（图 1-5，表 1-5）。

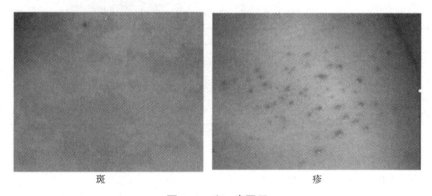

斑　　　　　疹

图 1-5　斑、疹图示

表 1-5　斑疹小结

病	特点
斑	深红色或青紫色片状斑块，平摊于皮肤，摸之不碍手，压之不褪色
疹	红色或紫红色、粟粒状疹点，高出皮肤，抚之碍手，压之褪色

（3）白㾦与水泡：白㾦与水泡都是高出皮肤的病疹，疱内为水液，白㾦是细小的丘疱疹，而水泡则泛指大小不一的一类疱疹（表 1-6）。

（4）痘疮：皮肤起疱，形似豆粒，故名。常伴有外感证候，包括天花、水痘等病。

表 1-6　水泡小结

白痦	白色小疱疹，晶莹如粟，高出皮肤	外感湿热
水痘	多发于小儿，粉红色斑丘疹，很快变成椭圆形小水疱，分批出现，大小不等	外感时邪，内蕴湿热
湿疹	红斑，丘疹，水疱，破后渗液，有红色湿润之糜烂面	外感湿热
热气疮	口角、唇边、鼻旁出现成簇粟米大小的水疱	外感风热或肺胃蕴热

（5）痈、疽、疔、疖：都为发于皮肤体表部位、有形可诊的外科疮疡疾患。

痈、疽、疔、疖，是四种发生于体表各有不同病理变化和形状特征的外科疾患。痈是感染毒邪，气血壅塞不通而致的局部化脓性疾病。疽是为毒邪阻滞而致的化脓性疾病。疔因其坚硬而根脚如钉故名。疖发于皮肤浅表，随处可生，多生于头、面、颈、项及臂臀等处。痈红肿热痛，浅而高大，未脓易消，已脓易溃易敛，因热毒熏蒸、气血淤滞所致。疽漫肿无头，肤色不变，边界不清，无热少痛，未脓难消，已脓难溃，因寒邪郁结、气血凝滞所致。疔初起如粟，根深形小，状如针，顶白而痛，因邪毒侵袭、气血凝滞而致。疖浅表局限，形小而圆，红肿热痛不甚，易溃易敛，反复发作，因湿热蕴结所致（表 1-7）。

表 1-7　痈、疽、疔、疖的区别

痈	红肿高大，根盘紧束，伴有焮热疼痛
疽	漫肿无头，肤色不变，疼痛不已
疔	如粟如米，根脚坚硬较深，麻木或发痒，顶白而痛
疖	形小而圆，红肿热痛不甚，根浅

◈ 三、其他望诊

望排出物是观察患者的分泌物和排泄物，如痰涎、呕吐物、二便、涕唾、汗、泪、带下等。这里重点介绍痰涎、呕吐和二便的望诊，审察其色、质、形、量等变化，以了解有关脏腑的病变及邪气性质。一般排出物色泽清白，质地稀，多为寒证、虚证；色泽黄赤，质地黏稠，形态秽浊不洁，多属热证、实证；如色泽发黑，挟有块物者，多为瘀证。

（一）望痰涎

痰涎是机体水液代谢障碍的病理产物，其形成主要与脾肺两脏功能失常关系密切，故古人说："脾为生痰之源，肺为贮痰之器"。但是与它脏也有关系。临床上分为有形之痰与无形之痰两类，这里所指的是咳唾而出的有形之痰涎。痰黄黏稠，坚而成块者，属热痰。因热邪煎熬津液所致。痰白而清稀，或有灰黑点者，属寒痰。因寒伤阳气，气不化津、湿聚，而为痰。痰白滑而量多，易咳出者，属湿痰。因脾虚不运，水湿不化，聚而成痰，而滑利易出，痰少而黏，难于咳出者，属燥痰。因燥邪伤肺。痰中带血，或咳吐鲜血者，为热伤肺络。口常流稀涎者，多为脾胃阳虚证。口常流黏涎者，多属脾蕴湿热（表 1-8）。

表 1-8　几种痰的特点

痰黄黏稠成块	热痰
痰白清稀，灰黑点	寒痰
痰清稀而多泡沫	风痰
痰少而黏，难咳出	燥痰
痰白滑，量多，易咳出	湿痰
痰中带血、鲜红	热伤肺络
脓血腥臭痰	肺痈

（二）望呕吐物

胃中之物上逆自口而出为呕吐物。胃气以降为顺，或胃气上逆，使胃内容物随之反上出口，则成呕吐。由于致呕的原因不同，故呕吐物的性状及伴随症状亦因之而异。若呕吐物清稀无臭，多是寒呕。多由脾胃虚寒或寒邪犯胃所致。呕吐物酸臭秽浊，多为热呕。因邪热犯胃，胃有实热所致。呕吐痰涎清水，量多，多是痰饮内阻于胃。呕吐未消化的食物，腐酸味臭，多属食积。若呕吐频发频止，呕吐不化食物而少有酸腐，为肝气犯胃所致。若呕吐黄绿苦水，因肝胆郁热或肝胆湿热所致。呕吐鲜血或紫暗有块，夹杂食物残渣，多因胃有积热或肝火犯胃，或素有瘀血所致。

（三）望大便

望大便，主要是观察大便的颜色及便质、便量。

大便色黄，呈条状，干湿适中，便后舒适者，是正常大便。大便清稀，完谷不化，或如鸭溏者，多属寒泻。如大便色黄稀清如糜有恶臭者，属热泻。大便色白，多属脾虚或黄疸。

大便燥结者，多属实热证。大便干结如羊屎，排出困难，或多日不便而不甚痛苦者为阴血亏虚。大便如黏冻而夹有脓血且兼腹痛、里急后重者，是痢疾。便黑如柏油，是胃络出血。小儿便绿，多为消化不良的征象。大便下血，有两种情况，如先血后便，血色鲜红的，是近血多见于痔疮出血；若先便后血，血色褐黯的，是远血，多见于胃肠病。

（四）望小便

观察小便要注意颜色，尿质和尿量的变化。

正常小便颜色淡黄，清净不浊，尿后有舒适感。如小便清长量多，伴有形寒肢冷，多属寒证。小便短赤量少，尿量灼热疼痛，多属热证。尿浑如膏脂或有滑腻之物，多是膏淋；尿有砂石，小便困难而痛，为石淋。尿中带血，为尿血，多属下焦热盛，热伤血络；尿血，伴有排尿困难而灼热刺痛者，是血淋。

◇ 四、望小儿指纹

指纹，是浮露于小儿两手食指掌侧前缘的脉络。观察小儿指纹形色变化来诊察疾病的方法，称为"指纹诊法"，仅适用于三岁以下的幼儿。指纹是手太阴肺经的一个分支，故与诊寸口脉意义相似。

指纹分"风""气""命"三关，即食指近掌部的第一节为"风关"，第二节为"气关"，第三节为"命关"（图1-6）。

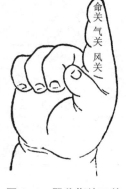

（一）望指纹的方法

将患儿抱到向光处，医者用左手的食指和拇指握住患儿食指末端，以右手大拇指在其食指掌侧，从命关向气关、风关直推几次，用力要适当，使指纹更为明显，便于观察。

（二）望指纹的临床意义

正常指纹，络脉色泽浅红兼紫，隐隐于风关之内，大多不浮露，甚至不明显，多是斜形、单枝、粗细适中。

图1-6　婴儿指纹三关

1. 纹位变化——三关测轻重

纹位是指纹出现的部位。

根据指纹在手指三关中出现的部位，以测邪气的浅深，病情的轻重。指纹显于风关附近者，表示邪浅，病轻；指纹过风关至气关者，为邪已深入，病情较重；指纹过气关达命关者，是邪陷病深之兆；若指纹透过风、气、命三关，一直延伸到指甲端者，是所谓"透关射甲"，揭示病情危重。

2. 纹色变化——红紫辨寒热

纹色的变化，主要有红、紫、青、黑、白色的变化。

纹色鲜红多属外感风寒。纹色紫红，多主热证。纹色青，主风证或痛证；纹色青紫或紫黑色，是血络闭郁；纹色淡白，多属脾虚。

3. 纹形变化——浮沉分表里，淡滞定虚实

纹形，即指纹的浅、深、细、粗等变化。

如指纹浮而明显的，主病在表；沉隐不显的，主病在里。纹细而色浅淡的，多属虚证；纹粗而色浓滞的，多属实证。

总之，望小儿指纹的要点就是：浮沉分表里，红紫辨寒热，淡滞定虚实，三关测轻重，纹形色相参，留神仔细看。

第二节　望舌

望舌属五官的内容之一。但其内容非常丰富，至今已发展成为专门的舌诊，故单立一节阐述。

舌诊以望舌为主，还包括舌觉（味觉）诊法之问诊与扣擦揩刮之切诊。望舌是通过观察舌象进行诊断的一种望诊方法之一。舌象是由舌质和舌苔两部分的色泽形态所构成的形象。

一、舌诊概说

舌与内脏的联系，主要是通过经脉的循行来实现的。据《内经》记载，心、肝、脾、肾等脏及膀胱、三焦、胃等腑均通过经脉、经别或经筋与舌直接联系。至于肺、小肠、大肠、胆

等,虽与舌无直接联系,但手足太阴相配,手足太阳相配,手足少阳相配,手足阳明相配,故肺、小肠、胆、大肠之经气,亦可间接通于舌。所以说,舌不仅是心之苗窍,脾之外候,而且是五脏六腑之外候。在生理上,脏腑的精气可通过经脉联系上达于舌,发挥其营养舌体并维持舌的正常功能活动的作用。在病理上,脏腑的病变,也必须影响精气的变化而反映于舌。

从生物全息律的观点来看,任何局部都近似于整体的缩影,舌也不例外,故前人有舌体反映内脏部位之说。其基本规律是:上以候上,中以候右,下以候下。具体划分法有下列三种(图1-7)。

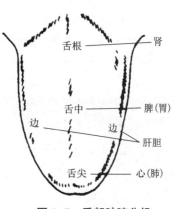

图1-7 舌部脏腑分候

1. 以脏腑分属诊舌部位

心肺居上,故以舌尖主心肺;脾胃居中,故以舌中部主脾胃;肾位于下,故以舌根部来主肾;肝胆居躯体之侧,故以舌边主肝胆,左边属肝,右边属胆。这种说法,一般用于内伤杂病。

2. 以三焦分属诊舌部位

以三焦位置上下次序来分属诊舌部位,舌尖主上焦,舌中部主中焦,舌根部主下焦。这种分法多用于外感病变。

3. 以胃脘分属诊舌部位

以舌尖部主上脘,舌中部主中脘,舌根部主下脘。这种分法,常用于胃肠病变。

以舌的各部分候脏腑,这是目前研究生物全息律的课题之一,虽说法不一,但都有参考价值,临床诊断上,可结合舌质、舌苔的诊察加以验证,但必四诊合参,综合判断,不可过于机械拘泥。

二、望舌的内容

望舌内容可分为望舌质和舌苔两部分。舌质又称舌体,是舌的肌肉和脉络等组织。望舌质又分为望神、色、形、态四方面。舌苔是舌体上附着的一层苔状物,望舌苔可分望苔色、望苔质两方面。

正常舌象,简称"淡红舌、薄白苔"。具体说,其舌体柔软,运动灵活自如,颜色淡红而红活鲜明;其胖瘦老嫩大小适中,无异常形态;舌苔薄白润泽,颗粒均匀,薄薄地铺于舌面,揩之不去,其下有根与舌质如同一体,干湿适中,不黏不腻等。总之,将舌质、舌苔各基本因素的正常表现综合起来,便是正常舌象(图1-8)。

(一)望舌质

1. 舌神

舌神主要表现在舌质的荣润和灵动方面。察舌神之法,关键在于辨荣枯。

荣者,荣润而有光彩,表现为舌的运动灵活,舌色红润,鲜明光泽、富有生气,是谓有神,虽病亦属善候。枯者,枯晦而无光彩,表现为舌的运动不灵,舌质干枯,晦暗无光,是谓无神,属凶险恶候。可见舌神之有无,反映了脏腑、气血、津液之盛衰,关系到疾病预后的吉凶。

2. 舌色

色，即舌质的颜色。一般可分为淡白、淡红、红、绛、紫、青几种。除淡红色为正常舌色外，其余都是主病之色（表1-9）。

（1）淡红舌：舌色白里透红，不深不浅，淡红适中，此乃气血上荣之表现，说明心气充足，阳气布化，故为正常舌色。

（2）淡白舌：舌色较淡红舌浅淡，甚至全无血色，称为淡白舌。由于阳虚生化阴血的功能减退，推动血液运行之力亦减弱，以致血液不能营运于舌中，故舌色浅淡而白。所以此舌主虚寒或气血双亏（图1-9）。

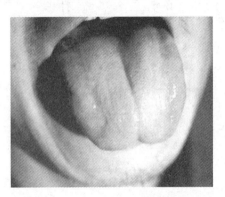

图1-8　正常舌像

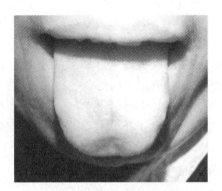

图1-9　淡白色舌

（3）红舌：舌色鲜红，较淡红舌为深，称为红舌。因热盛致气血沸涌、舌体脉络充盈，则舌色鲜红，故主热证。可见于实证，或虚热证。

（4）绛舌：绛为深红色，较红舌颜色更深浓之舌。称为绛舌。主病有外感与内伤之分。在外感病为热入营血。在内伤杂病，为阴虚火旺（图1-10）。

（5）紫舌：紫舌总由血液运行不畅，瘀滞所致。故紫舌主病，不外寒热之分。热盛伤津，气血壅滞，多表现为绛紫而干枯少津。寒凝血瘀或阳虚生寒，舌淡紫或青紫湿润（图1-11）。

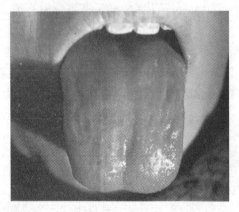

图1-10　绛舌

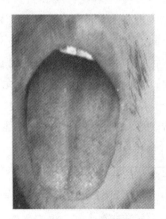

图1-11　紫舌

（6）青舌：舌色如皮肤暴露之"青筋"，全无红色，称为青舌，古书形容如水牛之舌。由于阴寒邪盛，阳气郁而不宣，血液凝而瘀滞，故舌色发青。主寒凝阳郁，或阳虚寒凝，或内有瘀血。

表1-9　舌色小结

淡红舌	正常人，病轻	舌色白里透红，不深不浅，淡红适中
淡白舌	阳虚水湿内停	淡白湿润，舌体胖嫩
	气血两亏	淡白光莹，舌体瘦薄
红舌	实热	舌色鲜红，黄苔
	虚热	舌红而少苔或无
绛舌	热入营血	舌绛有苔，或伴有红点、芒刺
	阴虚火旺	舌绛少苔或无苔，或有裂纹
紫舌	血行不畅	血液运行不畅，瘀滞所致

3. 舌形

是指舌体的形状，包括老嫩、胖瘦、胀瘪、裂纹、芒刺、齿痕等异常变化。

（1）苍老舌：舌质纹理粗糙，形色坚敛，谓苍老舌。不论舌色苔色如何，舌质苍老者都属实证。

（2）娇嫩舌：舌质纹理细腻，其色娇嫩，其形多浮胖，称为娇嫩舌，多主虚证。

（3）胀大舌：分胖大和肿胀。舌体较正常舌大，甚至伸舌满口，或有齿痕，称胖大舌。舌体肿大，胀塞满口，不能缩回闭口，称肿胀舌，胖大舌。多因水饮痰湿阻滞所致。肿胀舌，多因热毒、酒毒致气血上壅，致舌体肿胀，多主热证或中毒病证。

（4）瘦薄：舌体瘦小枯薄者，称为瘦薄舌。总由气血阴液不足，不能充盈舌体所致。主气血两虚或阴虚火旺。

（5）芒刺：舌面上有软刺（即舌乳头），是正常状态，若舌面软刺增大，高起如刺，摸之刺手，称为芒刺舌。多因邪热亢盛所致。芒刺越多，邪热愈甚。根据芒刺出现的部位，可分辨热在内脏，如舌尖有芒刺，多为心火亢盛；舌边有芒刺，多属肝胆火盛；舌中有芒刺，主胃肠热盛。

（6）裂纹：舌面上有裂沟，而裂沟中无舌苔覆盖者，称裂纹舌。多因精血亏损，津液耗伤、舌体失养所致。故多主精血亏损。此外，健康人中大约有0.5%的人在舌面上有纵横向深沟，称先天性舌裂，其裂纹中多有舌苔覆盖，身体无其他不适，与裂纹舌不同。

（7）齿痕：舌体边缘有牙齿压印的痕迹，故称齿痕舌。其成因多由脾虚不能过化水湿，以致湿阻于舌而舌体胖大，受齿列挤压而形成齿痕。所以齿痕常与胖嫩舌同见，主脾虚或湿盛。

4. 舌态

指舌体运动时的状态。正常舌态是舌体活动灵敏，伸缩自如，病理舌态有强硬、痿软、舌纵、短缩、麻痹、颤动、歪斜、吐弄等。

（1）强硬：舌体板硬强直，运动不灵，以致语言着涩不清，称为强硬舌。多因热扰心神、舌无所主或高热伤阴、筋脉失养，或痰阻舌络所致。多见于热入心包，高热伤津，痰浊内阻、中风或中风先兆等证。

（2）痿软：舌体软弱、无力屈伸，痿废不灵，称为痿软舌。多因气血虚极，阴液失养筋脉所致。可见于气血俱虚，热灼津伤，阴亏已极等证。

（3）舌纵：舌伸出口外，内收困难，或不能回缩，称为舌纵。由舌之肌肉经筋舒纵所致。可见于实热内盛，痰火扰心及气虚证。

（4）短缩：舌体紧缩而不能伸长，称为短缩舌。可因寒凝筋脉，舌收引挛缩；内阻痰湿，引动肝风，风邪挟痰，梗阻舌根；热盛伤津，筋脉拘挛；气血俱虚，舌体失于濡养温煦所致。无论因虚因实，皆属危重征候。

（5）麻痹：舌有麻木感而运动不灵的，叫舌麻痹。多因营血不能上营于舌而致。若无故舌麻，时作时止，是心血虚；若舌麻而时发颤动，或有中风症状，是肝风内动之候。

（6）颤动：舌体震颤抖动，不能自主，称为颤动舌。多因气血两虚，筋脉失养或热极伤津而生风所致。可见于血虚生风及热极生风等证。

（7）歪斜：伸舌偏斜一侧，舌体不正，称为歪斜舌。多因风邪中络，或风痰阻络所致，也有风中脏腑者，但总因一侧经络、经筋受阻，病侧舌肌弛缓，故向健侧偏斜。多见于中风证或中风先兆(图 1-12)。

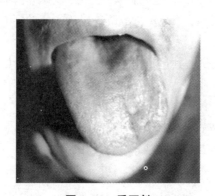

图 1-12　舌歪斜

（8）吐弄：舌常伸出口外者为"吐舌"；舌不停舐上下左右口唇，或舌微出口外，立即收回，皆称为"弄舌"。二者合称为吐弄舌，皆因心、脾二经有热，灼伤津液，以致筋脉紧缩频频动摇。弄舌常见于小儿智能发育不全。

（二）望舌苔

正常的舌苔是由胃气上蒸所生，故胃气的盛衰，可从舌苔的变化上反映出来。病理舌苔的形成，一是胃气夹饮食积滞之浊气上升而生；一是邪气上升而形成。望舌苔，应注意苔质和苔色两方面的变化。

1. 苔质

苔质指舌苔的形质，包括舌苔的的厚薄、润燥、腐腻、剥落、有根无根等变化。

（1）厚薄：厚薄以"见底"和"不见底"为标准。凡透过舌苔隐约可见舌质的为见底，即为薄苔。由胃气所生，属正常舌苔，有病见之，多为疾病初起或病邪在表，病情较轻。不能透过舌苔见到舌质的为不见底，即是厚苔。多为病邪入里，或胃肠积滞，病情较重。舌苔由薄而增厚，多为正不胜邪，病邪由表传里，病情由轻转重，为病势发展的表现；舌苔由厚变薄，多为正气来复，内郁之邪得以消散外达，病情由重转轻，病势退却的表现。

（2）润燥：舌面润泽，干湿适中，是润苔。表示津液未伤；若水液过多，扪之湿而滑利，甚至伸舌涎流欲滴，为滑苔，是有湿有寒的反映，多见于阳虚而痰饮水湿内停之证。若望之干枯，扪之无津，为燥苔，由津液不能上承所致。多见于热盛伤津、阴液不足，阳虚水不化津，燥气伤肺等证。舌苔由润变燥，多为燥邪伤津，或热甚耗津，表示病情加重；舌苔由燥变润，多为燥热渐退，津液渐复，说明病情好转。

（3）腐腻：苔厚而颗粒粗大疏松，形如豆腐渣堆积舌面，揩之可去，称为"腐苔"（图1-13）。因体内阳热有余，蒸腾胃中腐浊之气上泛而成，常见于痰浊、食积，且有胃肠郁热之证。苔质颗粒细腻致密，揩之不去，刮之不脱，上面罩一层不同腻状黏液，称为"腻苔"，多因脾失健运，湿浊内盛，阳气被阴邪所抑制而造成，多见于痰饮、湿浊内停等证（图1-14）。

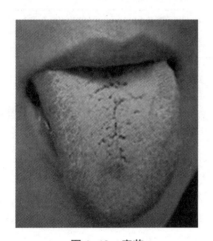

图1-13 腐苔

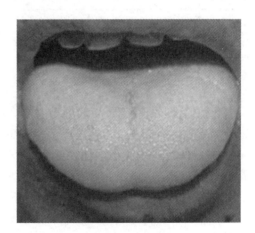

图1-14 腻苔

（4）剥落：患者舌本有苔，忽然全部或部分剥脱，剥处见底，称剥落苔。若全部剥脱，不生新苔，光洁如镜，称镜面舌、光滑舌。由于胃阴枯竭、胃气大伤、毫无生发之气所致。无论何色，皆属胃气将绝之危候。若舌苔剥脱不全，剥处光滑，余处斑斑驳驳地残存舌苔，称花剥苔，是胃之气阴两伤所致。舌苔从有到无，是胃的气阴不足，正气渐衰的表现；但舌苔剥落之后，复生薄白之苔，乃邪去正胜，胃气渐复之佳兆。值得注意的是，无论舌苔的增长或消退，都以逐渐转变为佳，倘使舌苔骤长骤退，多为病情暴变征象。

（5）有根苔与无根苔：无论苔之厚薄，若紧贴舌面，似从舌里生出者是为有根苔，又叫真苔；若苔不着实，似浮涂舌上，刮之即去，非如舌上生出者，称为无根苔，又叫假苔。有根苔表示病邪虽盛，但胃气未衰；无根苔表示胃气已衰。

总之，观察舌苔的厚薄可知病的深浅；舌苔的润燥，可知津液的盈亏；舌苔的腐腻，可知湿浊等情况；舌苔的剥落和有根、无根，可知气阴的盛衰及病情的发展趋势等（表1-9）。

表 1-10　望苔质的内容及临床意义小结

薄苔	正常舌苔，外感表证，或内伤轻病
厚苔	邪盛入里，或痰湿、食积
润苔	正常
滑苔	主寒证、主湿证、主痰饮
燥苔	津液已伤
糙苔	热盛伤津之重症
腻苔	湿浊内蕴
腐苔	痰浊、食积
镜面舌	胃阴枯竭
偏苔	舌所分候的脏腑有邪气停聚
全苔	主邪气散漫。多为痰湿阻滞
真苔	病之初期、中期——胃气壅实，病邪深重；久病——胃气尚存
假苔	新病——较轻；久病——胃气匮乏，病情危重

2. 苔色

苔色，即舌苔之颜色。一般分为白苔、黄苦（苔）和灰、黑四类及兼色变化，由于苔色与病邪性质有关。所以观察苔色可以了解疾病的性质（表 1-11）。

（1）白苔：一般常见于表证、寒证。由于外感邪气尚未传里，舌苔往往无明显变化，仍为正常之薄白苔。若舌淡苔白而湿润，常是里寒证或寒湿证。但在特殊情况下，白苔也主热证。如舌上满布白苔，如白粉堆积，扪之不燥，为"积粉苔"，是由外感秽浊不正之气，毒热内盛所致。再如苔白燥裂如砂石，扪之粗糙，称"糙裂苔"，皆因湿病化热迅速，内热暴起，津液暴伤，苔尚未转黄而里热已炽，常见于温病或误服温补之药。

（2）黄苔：一般主里证、热证。由于热邪熏灼，所以苔现黄色。淡黄热轻，深黄热重，焦黄热结。外感病，苔由白转黄，为表邪入里化热的征象。若苔薄淡黄，为外感风热表证或风寒化热。或舌淡胖嫩，苔黄滑润者，多是阳虚水湿不化。

（3）灰苔：灰苔即浅黑色。常由白苔晦暗转化而来，也可与黄苔并见。主里证，常见于里热证，也见于寒温证。苔灰而干，多属热炽伤津，可见外感热病，或阴虚火旺，常见于内伤染病。苔灰而润，见于痰饮内停，或为寒湿内阻。

（4）黑苔：黑苔多由焦黄苔或灰苔发展而来，一般来讲，所主病证无论寒热，多属危重。

苔色越黑，病情越重。如苔黑而燥裂，甚则生芒刺，为热极津枯；苔黑而燥，一见于舌中者，是肠燥屎结，或胃将败坏之兆；见于舌根部，是下焦热甚；见于舌尖者，是心火自焚；苔黑而滑润，舌质淡白，为阴寒内盛，水湿不化；苔黑而黏腻，为痰湿内阻。

表 1-11 望苔色的内容及临床意义小结

颜色	主病
白苔	表证、寒证、湿证
黄苔	里证、热证
灰黑苔	阴寒内盛，或里热炽盛

3. 舌质与舌苔的综合诊察

疾病的发展过程，是一个复杂的整体性变化过程，因此在分别掌握舌质、舌苔的基本变化及其主病时，还应同时分析舌质和舌苔的相互关系。一般认为察舌质重在辨正气的虚实，当然也包括邪气的性质；察舌苔重在辨邪气的浅深与性质，当然也包括胃气之存亡。从二者的联系而言，必须合参才认识全面，无论二者单独变化还是同时变化，都应综合诊察。在一般情况下，舌质与舌苔变化是一致的，其主病往往是各自主病的综合。如里实热证，多见舌红苔黄而干；里虚寒证多舌淡苔白而润。这是学习舌诊的执简驭繁的要领，但是也有二者变化不一致的时候，故更需四诊合参，综合评判。如苔白虽主寒主湿，但若红绛舌兼白干苔，则属燥热伤津，由于燥气化火迅速，苔色尚未转黄，便已入营；再如白厚积粉苔，亦主邪热炽盛，并不主寒；灰黑苔可属热证，亦可属寒证，须结合舌质润燥来辨。有时二者主病是矛盾的，但亦需合看。如红绛色白滑腻苔，在外感属营分有热，气分有湿；在内伤为阴虚火旺，又有痰浊食积。可见学习时可分别掌握，运用时必综合诊察。

三、望舌方法与注意事项

望舌要获得准确的结果，必须讲究方式方法，注意一些问题，兹分述如下：

1. 伸舌姿势

望舌时要求患者把舌伸出口外，充分暴露舌体。口要尽量张开，伸舌要自然放松，毫不用力，舌面应平展舒张，舌尖自然垂向下唇。

2. 顺序

望舌应循一定顺序进行，一般先看舌苔，后看舌质，按舌尖、舌边、舌中、舌根的顺序进行。

3. 光线

望舌应以充足而柔和的自然光线为好，面向光亮处，使光线直射口内，要避开有色门窗和周围反光较强的有色物体，以免舌苔颜色产生假象。

4. 饮食

饮食对舌象影响也很大，常使舌苔形、色发生变化。由于咀嚼食物反复摩擦，可使厚苔转薄；刚刚饮水，则使舌面湿润；过冷、过热的饮食以及辛辣等刺激性食物，常使舌色改变。此外，某些食物或药物会使舌苔染色，出现假象，称为"染苔"。这些都是因外界干扰导致的一时性虚假舌质或舌苔，与患者就诊时的病变并无直接联系，不能反映病变的本质。因此，临床遇到舌的苔质与病情不符，或舌苔突然发生变化时，应注意询问患者近期尤其是就诊前一段时间内的饮食，服药等情况。

第三节　闻诊

闻诊是通过听声音和嗅气味来诊断疾病的方法。

➡ 一、听声音

听声音,主要是听患者言语气息的高低、强弱、清浊、缓急等变化,以及咳嗽、呕吐、呃逆、嗳气等声响的异常,以分辨病情的寒热虚实。

(一)正常声音

健康的声音,虽有个体差异,但发声自然、音调和畅,刚柔相济,此为正常声音的共同特点。由于人们性别、年龄、身体等形质禀赋之不同,正常人的声音亦各不相同,男性多声低而浊,女性多声高而清,儿童则声音尖利清脆,老人则声音浑厚低沉。

声音与情志的变化也有关系。如怒时发声忿厉而急;悲哀则发声悲惨而断续等。这些因一时感情触动而发的声音,也属于正常范围,与疾病无关。

(二)病变声音

病变声音,指疾病反映于声音上的变化。一般来说,在正常生理变化范围之外以及个体差异以外的声音,均属病变声音。

1. 发声异常

在患病时若语声高亢洪亮,多言而躁动,多属实证、热证。若感受风、寒、湿诸邪,声音常兼重浊。若语声低微无力,少言而沉静,多属虚证、寒证或邪去正伤之证。

(1)音哑与失音:语声低而清楚称音哑,发音不出称失音。临床发病往往先见音哑,病情继续发展则见失音,故二者病因病机基本相同,当先辨虚实。新病属实证(金实不鸣),因外感风寒或风热袭肺,或因痰浊壅肺,肺失清肃所致。久病属虚(金破不鸣),因精气内伤,肺肾阴虚,虚火灼金所致。

(2)鼻鼾:鼻鼾是指气道不利时发出的异常呼吸声。正常人在熟睡时亦可见鼾声。若鼾声不绝,昏睡不醒,多见于高热神昏或中风入脏之危证。

（3）呻吟、惊呼：呻吟是因痛苦而发出的声音。呻吟不止是身痛不适。由于出乎意料的刺激而突然发出喊叫声，称惊呼。骤发剧痛或惊恐常令人发出惊呼。小儿阵发惊呼，声尖惊恐，多是肝风内动，扰乱心神之惊风证。

2. 语言异常

"言为心声"故语言异常多属心的病变。一般来说，沉默寡言者多属虚证、寒证；烦躁多言者，多属实证、热证。语声低微，时断时续者，多属虚证；语声高亢有力者多属实证（表1-12）。

（1）狂言癫语

狂言癫语都是患者神志错乱、意识思维障碍所出现的语无伦次。

狂言表现为骂詈歌笑无常，胡言乱语，喧扰妄动，烦躁不安等，主要见于狂证，俗称"武痴""发疯"。病人情绪处于极度兴奋状态，属阳证、热证。多因痰火扰心、肝胆郁火所致。

癫语表现为语无伦次，自言自语或默默不语，哭笑无常，精神恍惚，不欲见人。主要见于癫证，俗称"文痴"。病人精神抑郁不振，属阴证。多因痰浊郁闭或心脾两虚所致。

（2）独语与错语

独语和错语是患者在神志清醒、意识思维迟钝时出现的语言异常，以老年人或久病之人多见，为心之气血亏虚，心神失养，思维迟钝所致，多见于虚证患者。

独语表现为独自说话，喃喃不休，首尾不续，见人便止。多因心之气血不足，心神失养，或因痰浊内盛，上蒙心窍，神明被扰所致。

错语表现为语言颠倒错乱，或言后自知说错，不能自主，又称为"语言颠倒"，"语言错乱"。多因肝郁气滞、痰浊内阻、心脾两虚所致。

（3）谵语与郑声

谵语与郑声均是病人在神志昏迷或朦胧时出现的语言异常，为病情垂危、失神状态的表现。谵语多因邪气太盛、扰动心神所致，而郑声多是正气大伤、心神失养所致。

谵语表现为神志不清，胡言乱语，声高有力，往往伴有身热烦躁等，多属实证、热证。尤以急性外感热病多见。

郑声表现为神志昏沉，语言重复，低微无力，时断时续。多因心气大伤、神无所依而致。属虚证。

表1-12　语言异常小结

谵语	神志不清，声高有力	热扰心神之实证
郑声	神志不清，语声低弱	心神散乱虚证
独语	自言自语	心气虚弱，气郁痰阻
错语	语言错乱，语后自知	心气虚弱，痰湿、瘀血、气滞阻碍心窍
狂言	精神错乱，语无伦次，狂叫骂詈	痰火内扰神明
言謇	吐字困难，或吐字不清	风痰阻络，中风

3. 呼吸异常与咳嗽

呼吸异常与咳嗽是肺病常见的症状。肺主呼吸，肺功能正常则呼吸均匀，不出现咳嗽、咳痰等症状。当外邪侵袭或其他脏腑病变影响于肺，就会使肺气不利而出现呼吸异常和咳嗽。

（1）呼吸异常：主要表现为喘、哮、上气、短气、气微、气粗等现象。

1）喘，又称"气喘"，是指呼吸急促困难，甚至张口抬肩，鼻翼煽动，端坐呼吸，不能平卧的现象。可见于多种急慢性肺脏疾病。

 知识拓展 ▶ "喘不兼哮，哮必兼喘"

喘在临床辨证时，要首先区分虚实。实喘的特点是发病急骤，呼吸困难，声高息涌气粗，唯以呼出为快，甚则仰首目突，脉数有力，多因外邪袭肺或痰浊阻肺所致。虚喘的特点是发病缓慢，呼吸短促，似不相接续，但得引一长息为快，活动后喘促更甚，气怯声低，形体虚弱，倦怠乏力，脉微弱，多因肺之气阴两虚，或肾不纳气所致。

2）哮，是以呼吸急促，喉中痰鸣如哨为特征。多反复发作，不易痊愈。往往在季节转换、气候突然变动时复发，哮证要注意与寒热区别。

寒哮：又称"冷哮"，多在冬春季节，遇冷而作。因阳虚痰饮内停，或寒饮阻肺所致。

热哮，则常在夏秋季节，气候燥热时发作。因阴虚火旺或热痰阻肺所致。

3）上气是以呼吸气急，呼多吸少为特点，可兼有气息短促，面目浮肿，为肺气不利，气逆于喉间所致。有虚证和实证之分。实证以痰饮阻肺或外邪袭肺多见。虚证以阴虚火旺多见。

4）短气是以呼吸短促，不相接续为特点，其症似虚喘而不抬肩，似呻吟而无痛楚。多因肺气不足所致。此外，若胸中停饮也可见短气，为水饮阻滞胸中气机，肺气不利而致。

5）少气是以呼吸微弱，语声低微无力为特点。患者多伴有倦怠懒言，面色不华，于谈话时自觉气不足以言，常深吸一口气后再继续说话，为全身阳气不足之象。

6）气粗、气微是指病人呼吸时鼻中气息粗糙或微弱，气息粗糙多属实证，为外感六淫之邪或痰浊内盛，气机不利所致；气息微弱多属虚证，为肺肾气虚所致。

（2）咳嗽：咳嗽是肺病中最常见的症状，是肺失肃降、肺气上逆的表现。"咳"是指有声无痰；"嗽"是指有痰无声，"咳嗽"为有声有痰。现在临床上并不区分，统称为"咳嗽"。咳嗽一症，首当鉴别外感内伤。一般说来，外感咳嗽，起病较急，病程较短，必兼表证，多属实证；内伤咳嗽，起病缓慢，病程较长或反复发作，以虚证居多，咳嗽之辨证，要注意咳声的特点，如咳声紧闷，多属寒湿，咳声清脆多属燥热等。如咳嗽昼甚夜轻者，常为热为燥；夜甚昼轻者，多为肺肾阴亏。若无力作咳，咳声低微者，多属肺气虚。此外，对咳嗽的诊断，还须参考痰的色、量等不同表现和兼见症状以鉴别寒热虚实。

临床上还常见顿咳和犬吠样咳嗽。顿咳又称为"百日咳"，其特点是咳嗽阵作，咳声连续，是痉挛性发作，咳剧气逆则涕泪俱出，甚至呕吐，阵咳后伴有怪叫，其声如"鹭鸶鸣"。顿咳以五岁以下的小儿多见，多发于冬春季节，其病程较长，不易速愈。多因风邪与伏痰搏结，郁而化热，阻遏气道所致。一般地说，初病多属实，久病多属虚，痰多为实，痰少为虚，咳剧有力为实，咳缓声怯为虚。实证顿咳多因风寒犯肺或痰热阻肺所致。虚证顿咳多见肺脾气虚。白喉病则咳声如犬吠，干咳阵作，为疫毒内传，里热炽盛而成。

4. 呕吐、嗳气与呃逆

呕吐、嗳气与呃逆均属胃气上逆所致，因病邪影响的部位不同，而见呕吐、嗳气与呃逆等不同表现。

（1）呕吐：又可分呕吐、干呕。有声有物称为呕；有物无声称为吐，如吐酸水、吐苦水等；干呕是指欲吐而无物有声，或仅呕出少量涎沫。临床统称为呕吐。

由于导致胃气上逆的原因不同，故呕吐的声响形态亦有区别，从而可辨病证的寒、热、虚、实。如吐势徐缓，声音微弱者，多属虚寒呕吐；而吐势较急，声音响亮者，多为实热呕吐。虚证呕吐多因脾胃阳虚和胃阴不足所致。实证呕吐多是邪气犯胃、浊气上逆所致。多见于食滞胃脘、外邪犯胃、痰饮内阻、肝气犯胃等证。

（2）嗳气：俗称"打饱嗝"，是气从胃中上逆出咽喉时发出的声音。饱食之后，偶有嗳气不属病态。嗳气亦当分虚实。虚证嗳气，其声多低弱无力。多因脾胃虚弱所致。实证嗳气，其声多高亢有力，嗳后腹满得减。多为食滞胃脘，肝气犯胃、寒邪客胃而致。

（3）呃逆：俗称"打咯忒"。是胃气上逆，从咽部冲出，发出的一种不由自主的冲击声，为胃气上逆，横膈拘挛所致。呃逆临床需分虚、实、寒、热。一般呃声高亢，音响有力的多属实、属热；呃声低沉，气弱无力的多属虚、属寒。实证往往发病较急，多因寒邪直中脾胃或肝火犯胃所致。虚证多因脾肾阳衰或胃阴不足所致。正常人在刚进食后，或遇风寒，或进食过快均可见呃逆，往往是暂时的，大多能自愈。

5.叹息

叹息又称"太息"，是指病人自觉胸中憋闷而长嘘气，嘘后胸中略舒的一种表现。是因气机不畅所致。以肝郁和气虚多见。

◆ 二、嗅气味

嗅气味，主要是嗅患者病体、排出物、病室等的异常气味。以了解病情，判断疾病的寒热虚实。

（一）病体气味

1.口臭

口臭是指患者张口时，口中发出臭秽之气。多见于口腔本身的病变或胃肠有热之人。

口腔疾病致口臭的，可见于牙疳、龋齿或口腔不洁等。胃肠有热致口臭的，多见胃火上炎，宿食内停或脾胃湿热之证。如口中酸臭味伴食欲不振，脘腹胀满者为胃肠积滞。口中臭秽多属胃热，也见于口腔不洁。口气腐臭或兼咳出脓血者多属内有溃腐脓疡。若口臭秽难闻，牙龈腐烂，为牙疳。

2.汗气

因引起出汗的原因不同，汗液的气味也不同。外感六淫邪气，如风邪袭表，或卫阳不足，肌表不固，汗出多无气味。气分实热壅盛，或久病阴虚火旺之人，汗出量多而有酸腐之气。痹证若风湿之邪久羁肌表化热，也可汗出色黄而带有特殊的臭气。阴水患者若出汗伴有"尿臊气"则是病情转危的险候。

3.鼻臭

是指鼻腔呼气时有臭秽气味。其因有三：一是鼻涕如鼻流黄浊黏稠腥臭之涕、缠绵难愈、反复发作，是鼻渊。二是鼻部溃烂，如梅毒、疠风或癌肿可致鼻部溃烂，而产生臭秽之气。三是内脏病变，如鼻呼出之气带有"烂苹果味"，是消渴病之重症。若呼气带有"尿臊气"，则多见于阴水患者，病情垂危的险候。

4. 身臭

身体有疮疡溃烂流脓水或有狐臭、漏液等均可致身臭。

（二）排出物气味

排出物的气味，患者也能自觉。因此，对于排出物如痰涎、大小便、妇人经带等的异常气味，通过问诊，可以得知。一般而言，湿热或热邪致病，其排出物多混浊而有臭秽、难闻的气味；寒邪或寒湿邪气致病，其排出物多清稀而无特殊气味。

呕吐物气味臭秽，多因胃热炽盛。若呕吐物气味酸腐，呈完谷不化之状，则为宿食内停。

呕吐物腥臭，挟有脓血，可见于胃痈。若呕吐物为清稀痰涎，无臭气或腥气为脾胃有寒。

嗳气酸腐，多因胃脘热盛或宿食停滞于胃而化热。嗳气无臭多因肝气犯胃或寒邪客胃所致。

小便臊臭，其色黄混浊，属实热证。若小便清长，微有腥臊或无特殊气味，属虚证、寒证。

大便恶臭，黄色稀便或赤白脓血，为大肠湿热内盛。小儿大便酸臭，伴有不消化食物，为食积内停。大便溏泻，其气腥者为脾胃虚寒。

矢气败卵味，多因暴饮暴食，食滞中焦或肠中有宿屎内停所致。矢气连连，声响不臭，多属肝郁气滞，腑气不畅。月经或产后恶露臭秽，因热邪侵袭胞宫。带下气臭秽，色黄，为湿热下注。带下气腥，色白，为寒湿下注。

（三）病室气味

病室的气味由病体本身及其排出物等发出。瘟疫病开始即有臭气触人，轻则盈于床帐，重的充满一室。室内有血腥味，多是失血证、便血。室内有腐臭气味，多有溃腐疮疡。室内有尸臭气味，是脏腑败坏。室内有尿臊气，多见于水肿病晚期。室内有烂苹果气味，多见于消渴病。

第四节　问诊

问诊是医生通过对病人或陪诊者进行有目的地询问，了解疾病的起始、发展及治疗经过，现在症状和其他与疾病有关的情况，以诊察疾病的方法。

> **知识拓展** ▶ "诊病之要领，临证之首务"（明·张景岳）

问诊的目的在于充分收集其他三诊无法取得的与辨证关系密切的资料。如疾病发生的时间、地点、原因或诱因以及治疗的经过、自觉症状，既往健康情况等。这些常是辨证中不可缺少的重要证据之一，掌握了这些情况有利于对疾病的病因、病位、病性作出正确的判断。因而问诊在疾病的诊察中具有重要意义。问诊是诊察疾病的重要方法，是临床诊察疾病的第一步，它可以弥补其他三种诊察方法之不足。

在疾病的早期或某些情志致病，病人只有自见症状，如头痛、失眠等，而无明显客观体征，问诊就尤为重要。它能提示病变的重点，有利于疾病的早期诊断。正确的问诊往往能把医生的思维判断引入正确的轨道，有利于对疾病作出迅速准确的诊断。对复杂的疾病，也可通过问诊为下一步继续诊察提供线索。一般说来，病人的主观感觉最真切，某些病理信息，目前还不能用仪器测定，只有通过问诊才能获得真实的病情，在辨证中，问诊获得的资料所占比重较大，其资料最全面，最广泛。

一、问诊原则

问诊时要做到恰当准确，简要而无遗漏，应当遵循以下原则：

1. 确定主诉

围绕主诉进行询问。问诊时，应首先明确病人的主诉是什么。因为主诉反映的多是疾病的主要矛盾。抓住了主诉，就是抓住了主要矛盾，然后围绕主要矛盾进行分析归纳，初步得出所有可能出现的疾病诊断，再进一步围绕可能的疾病诊断询问，以便最终得出确定的临床诊断或印象诊断。

2. 问辨结合

边问边辨。问诊时，不是全部问完之后再综合分析的，而是一边问，一边对病人或陪诊者的回答加以分析辨证，采取类比的方法，与相似证中的各个方面加以对比，缺少哪些情况的证据就再进一步询问那些方面，可以使问诊的目的明确，做到详而不繁，简而不漏，搜集的资料全面准确。问诊结束时，医生的头脑中就可形成一个清晰的印象诊断或结论。

二、注意事项

(1)医生要注意力集中，抛去其他杂念，认真询问，不可敷衍了事。

(2)医生态度要和蔼可亲，语言要通俗易懂，不用医学术语去问，以取得患者的信任和合作，必要时启发患者回答，但要避免暗示，以求病情真实。

(3)医生要注意患者的心理活动，帮助患者解除精神负担，树立起战胜疾病的信心，不要给患者的精神带来不良影响。

(4)对于危重病人，要以抢救为先，急则治标，对症治疗，不要先求确诊再行治疗，以免贻误时机，造成医疗事故。

三、问诊的内容

包括一般情况、主诉、现病史、既往史、个人生活史、家族史等。询问之时，应根据就诊对象，如：初诊或复诊、门诊或住院等实际情况，有针对性地进行询问。

(一)一般情况

一般情况，包括姓名、性别、年龄、民族、职业、婚否、籍贯、现单位、现住址等。

询问和记录一般项目，可以加强医患联系，追访病人，对患者诊治负责。同时也可作为诊断疾病的参考。性别不同，则疾病不一。男子可有遗精、早泄、阳痿等病；妇女可有经、带、胎、产等病。年龄不同，发病亦多有不同，如麻疹、水痘、百日咳等病多见于小儿。同一疾病，因年龄不同而有虚实差异。一般来说，青壮年气血充足，患病多实证；老年人气血衰，患病多虚证。问职业可帮助了解某些病的病因，如水中作业，易中湿邪，还可了解某些职业病，如铅中毒、矽毒等。问其婚否？女子已婚可了解有无妊娠、妊娠病及生产史，男子已婚可有男性机能衰退与过亢等病。问籍贯、住址可以了解地方病。以上这些都是诊断及治疗上的重要参考资料。

(二) 主诉和现病史

1. 主诉

主诉是患者就诊时陈述其感受最明显或最痛苦的主要症状及其持续的时间。主诉通常是患者就诊的主要原因，也是疾病的主要矛盾。准确的主诉可以帮助医生判断疾病的大致类别，病情的轻重缓急，并为调查、认识、分析、处理疾病提供重要线索，具有重要的诊断价值。

主诉包括不同时间出现的几个症状时，则应按其症状发生的先后顺序排列。一般主诉所包含的症状只能是一个或两三个，不能过多。例如：四肢关节游走性疼痛 1 个月。发热、咳嗽 3 天。

记录主诉时，文字要准确、简洁明了，不能烦琐、笼统、含糊其词；不能使用正式病名做为主诉；不能记录疾病演变过程。

2. 现病史

(1) 现病史包括：疾病（主诉所述的疾病）从起病之初到就诊时病情演变与诊察治疗的全部过程，以及就诊时的全部自觉症状。

(2) 起病情况：要询问起病的环境与时间，自觉有否明显的起病原因或诱因，是否有传染病接触史，起病的轻重缓急，疾病初起的症状及其部位、性质、持续时间及程度等。

(3) 病情演变过程：要按时间顺序询问从起病到就诊时病情发展变化的主要情况，症状的性质、部位、程度有无明显变化，其变化有无规律性，影响变化的原因或诱因是否存在，病情演变有无规律性，其总的趋势如何？

(4) 诊察治疗过程：要询问起病之初到就诊前的整个过程中所作过的诊断与治疗情况。疾病初起曾到何处就医？做过何种检查？检查结果如何？诊为何病？作何治疗？服用何药物，以及剂量、用法、时间、效果如何？有否出现其他不良反应等。以上都应重点扼要地加以记录。

(5) 现在症状：要询问这次就诊的全部自觉症状，这是问诊的主要内容，将另列于后详述。

现病史，是整个疾病史的主要组成部分，了解现病史，可以帮助医生分析病情，摸索疾病的规律，为确定诊断提供依据方面有着重要意义。问发病时间，往往可以判断目前疾病的性质是属表还是属里，是属实还是属虚。问发病原因或诱因，常可推测致病的病因与疾病的性质，如寒热湿燥等。有传染病接触史，常可为某些传染病的诊断提供依据，如白喉、麻疹、痢疾等。问清疾病的演变过程，可以了解邪正斗争的情况。对机体正气的盛衰、预后的良恶等情况作出初步的判断。问清疾病的诊察治疗过程，可为目前疾病诊断提供依据，为进一步治疗提供线索，也是决定治疗的重要参考。

(三) 既往史、生活史、家族史

1. 既往史

既往史包括既往健康状况，曾患过何种主要疾病（不包括主诉中所陈述的疾病），其诊治的主要情况，现在是否痊愈，或留有何种后遗症，是否患过传染病。有无药物或其他过敏史。对小儿还应注意询问既往预防接种情况。既往的健康与患病情况常常与现患疾病有一定的联系，可作为诊断现有疾病的参考。

2. 生活史

生活史包括患者的生活习惯、经历、饮食嗜好、劳逸起居、工作情况等。生活经历，应询问出生地、居住地及时间较长的生活地区，尤其是注意有地方病或传染病流行的地区。还应询问精神状况如何，是否受到过较大精神刺激。并问其生活习惯，饮食嗜好，有无烟酒等其他嗜好。妇女应询问月经及生育史。工作劳逸，应询问劳动性质、强度、作息时间是否正常等。

生活史中的生活经历、习惯、工作情况等社会因素对病人的疾病都可能有一定的影响，分析这些情况可为辨证论治提供一定的依据。饮食的嗜欲，常可导致脏气的偏胜偏衰。精神状态的变化，常常是引起某些情志病的原因。过劳易伤肾，久逸易伤脾，起居失常，多扰动于心而出现各自的疾病反应。

3. 家族病史

家族病史，是指患者直系亲属或者血缘关系较近的旁系亲属的患病情况，有否患传染性疾病或遗传性疾病。许多传染病的发生与生活密切接触有关，如肺痨病等。有些遗传性疾病则与血缘关系密切，如喘证等等。或近血缘结婚，而出现的体质衰弱、精神迟呆症等。

(四) 问现在症状

问现在症状，是指询问患者就诊时的全部症状。

症状是疾病的反映，是临床辨证的主要根据。通过问诊掌握患者的现在症状，可以了解疾病目前的主要矛盾，并围绕主要矛盾进行辨证，从而揭示疾病的本质，对疾病作出确切的判断。因此，问现在症状是问诊中重要的一环。为求问得全面准确，无遗漏，一般是以张景岳"十问歌"为顺序。

《十问歌》即是："一问寒热二问汗，三问头身四问便，五问饮食六问胸，七聋八渴俱当辨，九问旧病十问因，再兼服药参机变；妇女尤必问经期，迟速闭崩皆可见；再添片语告儿科，天花麻疹全占验。"

1. 问寒热

问寒热是询问患者有无冷与热的感觉。寒，即怕冷的感觉；热，即发热。患者体温高于正常，或者体温正常，但全身或局部有热的感觉，都称为发热。寒热的产生，主要取决于病邪的性质和机体的阴阳盛衰两个方面。因此，通过问患者寒热感觉可以辨别病变的寒热性质和阴阳盛衰等情况。

寒与热是临床常见症状，问诊时应注意询问患者有无寒与热的感觉，二者是单独存在还是同时存在，还要注意询问寒热症状的轻重程度、出现的时间、持续时间的长短、临床表现特点及其兼症等。临床常见的寒热症状有以下 4 种情况：

(1) 但寒不热

在通常的情况下，患者只有怕冷的感觉而无发热者，即为但寒不热。可见于外感病初起尚未发热之时，或者寒邪直中脏腑经络，以及内伤虚证等。根据患者怕冷感觉的不同特点，临床又分别称为恶风、恶寒、寒战、畏寒等。

恶风：是患者遇风则有怕风颤抖的感觉，避风则缓。多为外感风邪所致。风邪在表，卫分受损，则失其温分肉司开阖的作用，故遇风有冷感而避之可缓。此外，恶风还可见于素体肺卫气虚肌表不固者。

恶寒：是患者时时觉冷，虽加衣覆被近火取暖仍不能解其寒。多为外感病初起，卫气不能外达，肌表失其温煦而恶寒。此时虽加衣，仍不能使肌体的阳气宣达于表，故得温而寒冷感无明显缓解。可见于多种外感病的初期阶段，病性多属于实。

寒战：患者恶寒的同时伴有战栗者，称为寒战，是恶寒之甚。其病机、病性与恶寒同。

应注意，外感病中恶风、恶寒、寒战症状独立存在的时间很短，很快就会出现发热症状，成为恶寒发热或寒热往来。亦有少数病例存在时间较长，一般亦必然会出现发热。这些对于掌握疾病的进程有一定帮助。

畏寒：是患者自觉怕冷，但加衣被近火取暖可以缓解，称为畏寒，多为里寒证。机体内伤久病，阳气虚于内。或寒邪过盛，直中于里损伤阳气，温煦肌表无力而出现怕冷的感觉。

此时若加衣近火，防止阳气的耗散，或以热助阳，使阳气暂时恢复，肌表得温，畏寒即可缓解。

（2）但热不寒

患者但觉发热而无怕冷的感觉者，称为但热不寒。可见于里热证，由于热势轻重、时间长短及其变化规律的不同，临床上有壮热、潮热、微热之分。

壮热：即患者身发高热（体温超过39度），持续不退，属里实热证。为风寒之邪入里化热或温热之邪内传于里，邪盛正实，交争剧烈，里热炽盛，蒸达于外所致。

潮热：即患者定时发热或定时热甚，有一定规律，如潮汐之有定时（表1-13）。外感与内伤疾病中皆可见有潮热。由于潮热的热势高低、持续时间不同，临床上又有以下三种情况：

阳明潮热：此种潮热多见于《伤寒论》中的阳明腑实证，故称阳明潮热。其特点是热势较高，热退不净，多在日晡时热势加剧，因此又称日晡潮热。是由邪热蕴结胃肠，燥屎内结而致，病在阳明胃与大肠。

湿温潮热：此种潮热多见于"温病"中的湿温病，故称湿温潮热。其特点是患者虽自觉热甚，但初按肌肤多不甚热，扪之稍久才觉灼手。临床上又称之为"身热不扬"，多在午后热势加剧，退后热不净。是湿热病特有的一种热型，亦属潮热的范畴。

阴虚潮热：此种潮热多见于阴虚证候之中。其特点是午后或夜间发热加重，热势较低，往往仅能自我感觉，体温并不高，多见胸中烦热，手足心发热，故又称"五心烦热"。严重者有热自骨髓向外透发的感觉，则称为"骨蒸潮热"。是由各种原因致阴液亏少，虚阳偏亢而生内热。

表1-13　几种潮热特点

潮热	特点	
日晡潮热（阳明）	日晡（申时，下午3~5时）热甚，兼见腹胀、便秘等	阳明腑实
骨蒸潮热	午后和夜间有低热	阴虚火旺
湿温潮热	午后发热明显，身热不扬	湿郁热蒸

微热：即患者发热时间较长，热势较轻微，体温一般不超过38℃，又称长期低热。可见

于温病后期，内伤气虚、阴虚、小儿夏季热等病证中。温病后期，余邪未清，余热留恋，患者出现微热持续不退。

由气虚而引起的长期微热，又称为气虚发热。其特点是长期发热不止，热势较低，劳累后发热明显增重。其主要病机是因脾气虚，中气不足，无力升发敷布阳气，阳气不能宣泄而郁于肌表，故发热。劳则气耗，中气益虚，阳气更不得敷布，故郁热加重。

小儿夏季热：小儿在气候炎热时发热不已，至秋凉时不治自愈，亦属微热。是小儿气阴不足（体温调节机能尚不完善），不能适应夏令炎热气候所致。

（3）恶寒发热

恶寒与发热感觉并存称恶寒发热。它是外感表证的主要症状之一。

出现恶寒发热症状的病理变化，是外感表证初起，外邪与卫阳之气相争的反应。外邪束表，郁遏卫阳，肌表失煦故恶寒。卫阳失宣，郁而发热。如果感受寒邪，可导致束表遏阳之势加重，恶寒症状显著；感受热邪，助阳而致阳盛，发热症状显著。

询问寒热的轻重不同表现，常可推断感受外邪的性质。如恶寒重，发热轻，多属外感风寒的表寒证。发热重，恶寒轻。多属外感风热的表热证。恶寒、发热，并有恶风、自汗、脉浮缓，多属外感表虚证。恶寒发热，兼有头痛、身痛、无汗、脉浮紧是外感表实证。有时根据寒热的轻重程度，亦可推测邪正盛衰。一般地说，邪轻正盛，恶寒发热皆轻；邪盛正实，恶寒发热皆重；邪盛正虚，恶寒重，发热轻。

（4）寒热往来

患者恶寒与发热交替发作，其寒时自觉寒而不热，其热时自觉热而不寒。界线分明，一日一发或一日数发，可见于少阳病、温病及疟疾。

外邪侵人体机体，在由表入里的过程中，邪气停留于半表半里之间，既不能完全入里，正气又不能抗邪外出，此时邪气不太盛，正气亦未衰，正邪相争处于相持阶段，正胜邪弱则热，邪胜正衰则寒，一胜一负，一进一退，故见寒热往来。

2. 问汗

汗是津液所化生的，在体内为津液，经阳气蒸发从腠理外泄于肌表则为汗液。

正常人在过劳、运动剧烈、环境或饮食过热、情绪紧张等情况下皆可以出汗，这属于正常现象。发生疾病时，各种因素影响了汗的生成与调节，可引起异常出汗。发病时出汗也有两重性，一方面出汗可以排出致病的邪气，促进机体恢复健康，是机体抗邪的正常反应。另一方面汗为津液所生，过度的出汗可以耗伤津液，导致阴阳失衡的严重后果。问汗时要询问病人有无出汗、出汗的时间、部位、汗量有多少、出汗的特点、主要兼症以及出汗后症状的变化。常见有以下几种情况：

（1）无汗

外感内伤，新病久病都可见有全身无汗。外感病中，邪郁肌表，气不得宣，汗不能达，故无汗。属于卫气的调节功能失常。当邪气入里，耗伤营阴，亦无汗，属于津枯，而汗液生成障碍。内伤久病，无汗，病机复杂，可为肺气失于宣达，为汗的调节功能障碍；亦可为血少津亏，汗失生化之源，故无汗。

（2）有汗

病理上的发汗，有多种情况。凡营卫不密，内热壅盛，阴阳失调，皆可引起出汗的异常而有汗。询问出汗的时间与汗量的多少，病程的长短，常能判断疾病在表在里，阴阳或盛或衰以及预后的良恶。

如患者有汗，病程短，伴有发热恶风等症状，属太阳中风表虚证，是外感风邪所致。

患者若大汗不已，伴有蒸蒸发热，面赤，口渴饮冷，属实热证。是里热炽盛，蒸津外泄，故汗出量多。此时邪气尚实，正气未虚，正邪相搏，汗出不止，汗出愈多，正气愈伤。

若冷汗淋漓，或汗出如油，伴有呼吸喘促，面色苍白，四肢厥冷，脉微欲绝。此时汗出常称为"脱汗""绝汗"。是久病重病正气大伤，阳气外脱，津液大泄，为正气已衰，阳亡阴竭的危候，预后不良。

白天经常汗出不止，活动后尤甚，称为自汗。常常伴有神疲乏力，气短懒言或畏寒肢冷等症状，多因阳虚或气虚不能固护肌表，腠理疏松，玄府不密，津液外泄所致。因活动后阳气敷张外散，使气更虚，故出汗加重。因此，自汗多见于气虚或阳虚证。

患者经常睡则汗出，醒则汗止，称为盗汗。多伴有潮热、颧红、五心烦热、舌红脉细数等症，属阴虚。阴虚则虚热内生，睡时卫阳入里，肌表不密，虚热蒸津外泄，故盗汗出。醒后卫阳出表，玄府密闭，故汗止。

患者，先恶寒战栗，表情痛苦，辗转挣扎，继而汗出者，称为战汗。多见外感热病的过程中，邪正相争剧烈之时，是疾病发展的转折点。战汗是邪正交争的表现，多属邪盛正虚，一旦阳气来复，邪正剧争，就可出现战汗。战汗的转归，一为汗出病退，脉静身凉，烦渴顿除，此为正气胜于邪气，病渐转愈，属佳象；一为战汗之后热势不退，症见烦躁，脉来急疾。此为正气虚弱，不能胜邪，而热复内陷，疾病恶化，属危象。

（3）局部汗

头汗：指患者仅头部或头颈部出汗较多，亦叫"但头汗出"，头汗多因上焦邪热或中焦湿热上蒸，逼津外泄；或病危虚阳浮越于上所致。

半身汗：指半侧身体有汗，或半侧身体经常无汗，或上或下，或左或右。可见于中风先兆、中风证、痿证、截瘫等病。多因患侧经络闭阻，气血运行不调所致。

手足汗：指手心、足心出汗较多。多因热邪郁于内或阴虚阳亢，逼津外出而达于四肢所致。

3.问周身

问周身，就是询问患者周身有无疼痛与其他不适。临床可按从头至足的顺序，逐一进行询问。

（1）问疼痛

疼痛是临床常见的一种自觉症状，各科均可见到。问诊时，应问清疼痛产生的原因、性质、部位、时间、喜恶等。

1）疼痛的原因：引起疼痛的原因很多，有外感、有内伤，其病机有虚有实。其中因不通则痛者，属实证，不荣则痛者属虚证。

2）疼痛的性质：由于引起疼痛的病因病机不同，其疼痛的性质亦不同，临床可见如下几类。

胀痛：痛且有胀感，为胀痛。在身体各部位都可以出现，但以胸胁、胃脘、腹部较为多见。多因气机郁滞所致。

刺痛：疼痛如针刺，称为刺痛。其特点是疼痛的范围较小。部位固定不移。多因瘀血所致。全身各处均可出现刺痛症状，但以胸胁、胃脘、小腹、少腹部最为多见。

绞痛：痛势剧烈如绞割者，称为绞痛。其特点是疼痛、有剜、割、绞结之感，疼痛难以忍受。多为有形实邪突然阻塞经络，闭阻气机，或寒邪内侵，气机郁闭，导致血流不畅而成。可见于心血瘀阻的心痛、蛔虫上窜或寒邪内侵胃肠引起的脘腹痛等。

窜痛：疼痛部位游走不定或走窜攻痛称窜痛。其特点是痛处不固定，或者感觉不到确切的疼痛部位。多为风邪留着机体的经络关节，阻滞气机，产生疼痛。气无形而喜通畅，气滞为痛，亦多见窜痛。可见于风湿痹证或气滞证。

掣痛：痛处有抽掣感或同时牵引它处而痛，称为掣痛。其特点是疼痛多呈条状或放射状，或有起止点，有牵扯感多由筋脉失养或经阻滞不通所致。可见于胸痹、肝阴虚、肝经实热等证。

灼痛：痛处有烧灼感，称灼痛。其特点是感觉痛处发热，如病在浅表，有时痛处亦可触之觉热，多喜冷凉。多由火热之邪串入经络，或阴虚阳亢，虚热灼于经络所致。可见于肝火犯络两胁灼痛，胃阴不足脘部灼痛及外科疮疡等证。

冷痛：痛处有冷感，称冷痛。其特点是感觉痛处发凉，如病在浅表，有时触之亦觉发凉，多喜温热。多因寒凝筋脉或阳气不足而致。

重痛：疼痛伴有沉重感，称重痛。多见于头部、四肢及腰部。多因湿邪困阻气机而致。多见于湿证。

空痛：痛而有空虚之感，称空痛。其特点是疼痛有空旷轻虚之感，喜温喜按。多为精血不足而致。可见于阳虚、阴虚、血虚或阴阳两虚等证。

隐痛：痛而隐隐，绵绵不休，称隐痛。其特点是痛势较轻，可以耐受，隐隐而痛，持续时间较长。多因气血不足，或阳气虚弱，导致经脉气血运行滞涩所致（表1-14）。

表1-14　疼痛小结

疼痛性质	特点	临床意义
胀痛	痛而且胀	气滞，但头部胀痛或目胀而痛，为肝阳上亢或肝火上炎
刺痛	痛如针刺	瘀血
窜痛	疼痛部位游走不定	气滞；风证
冷痛	痛有冷感而喜暖	阳气不足或寒邪阻络
灼痛	痛有灼热感而喜凉	火邪窜络，或阴虚阳亢
绞痛	痛势剧烈如刀绞	有形实邪阻闭气机
隐痛	痛不剧烈，绵绵不休	虚证
重痛	痛有沉重感	湿证，但头部重痛为肝阳上亢
酸痛	痛而有酸软感觉	湿证，唯腰膝酸痛多属肾虚
掣痛	抽掣牵扯而痛	经脉失养或阻滞不通所致
空痛	痛有空虚感	虚证

3）疼痛部位：询问疼痛的部位，可以判断疾病的位置及相应经络脏腑的变化情况。

头痛：整个头部或头的前后、两侧部位的疼痛，皆称头痛。无论外感内伤皆可引起头痛。外感多由邪犯脑府，经络郁滞不畅所致，属实。内伤多由脏腑虚弱，清阳不升，脑府失养，或肾精不足，髓海不充所致，属虚。脏腑功能失调产生的病理产物如痰饮、瘀血阻滞经络所致的疼痛，则或虚或实，或虚实夹杂。凡头痛较剧，痛无休止，并伴有外感表现者，为外感头痛。如头重如裹，肢重者属风湿头痛。凡头痛较轻，病程较长，时痛时止者，多为内伤头痛。如头痛隐隐，过劳则甚，属气虚头痛。如头痛隐隐，眩晕面白，属血虚头痛。头脑空痛，腰膝酸软，属肾虚头痛。如头痛晕沉，自汗便溏属脾虚头痛。凡头痛如刺，痛有定处，属血瘀头痛。凡头痛如裹，泛呕眩晕，属痰浊头痛。凡头胀痛，口苦咽干，属肝火上炎头痛。凡头痛，恶心呕吐，心下痞闷，食不下，属食积头痛。

头部不同部位的疼痛，一般与经络分布有关，如头项痛属太阳经病，前额痛属阳明经病，头侧部痛属少阳经病，头顶痛属厥阴经病，头痛连齿属少阴经病。

胸痛：是指胸部正中或偏侧疼痛的自觉症状。胸居上焦，内藏心肺，所以胸病以心肺病变居多。胸病总由胸部气机不畅所致。胸痛、潮热盗汗，咳痰带血者，属肺阴虚证，因虚火灼伤肺络所致。胸痛憋闷，痛引肩臂者，为胸痹；多因心脉气血运行不畅所致。可见于胸阳不足，痰浊内阻或气虚血瘀等证。胸背彻痛剧烈、面色青灰、手足青至节者，为真心痛。是因心脉急骤闭塞不通所致。胸痛、壮热面赤，喘促鼻煽者，为热邪壅肺，肺失宣降所致。胸痛、潮热盗汗，咳痰带血者，属肺阴虚证，因虚火灼伤肺络所致。胸闷咳喘，痰白量多者，属痰湿犯肺，因脾虚聚湿生痰，痰浊上犯所致。胸胀痛走窜、太息易怒者，属肝气郁滞。因情志郁结不舒，胸中气机不利所致。胸部刺痛、固定不移者，属血瘀。

胁痛：是指胁一侧或两侧疼痛。因胁为肝胆所居，又是肝胆经脉循行分布之处。故胁痛多属肝胆及其经脉的病变。胁胀痛、太息易怒者，多为肝气郁结所致。胁肋灼痛，多为肝火郁滞。胁肋胀痛，身目发黄，多为肝胆湿热蕴结，可见于黄疸病。胁部刺痛、固定不移，为瘀血阻滞，经络不畅所致。胁痛，患侧肋间饱满，咳唾引痛是饮邪停留于胸胁所致，可见于悬饮病。

胃脘痛：胃脘，包括整个胃体。胃上口贲门称上脘，胃下口幽门称下脘，界于上下口之间的胃体称中脘。胃脘痛即指胃痛而言。凡寒、热、食积、气滞等病因及机体脏腑功能失调累及于胃，皆可影响胃的气机通畅，而出现疼痛症状。

胃脘痛的性质不同，其致病原因也不同。如胃脘冷痛，疼势较剧，得热痛减，属寒邪犯胃。胃脘灼痛，多食善饥，口臭便秘者，属胃火炽盛。胃脘胀痛，嗳气不舒，属胃腑气滞，多是肝气犯胃所致；胃脘刺痛，固定不移，属瘀血胃痛；胃脘胀痛，嗳腐吞酸，厌食，为食滞胃脘。胃脘隐痛，呕吐清水，属胃阳虚；胃脘灼痛嘈杂，饥不欲食，属胃阴虚。

腹痛：腹部范围较广，可分为大腹、小腹、少腹三部分。脐周围称为脐腹，属脾与小肠。脐以上统称大腹，包括脘部、左上腹、右上腹，属脾胃及肝胆。脐以下为小腹，属膀胱、胞宫、大小肠。小腹两则为少腹，是肝经经脉所过之处。根据疼痛的不同部位，可以测知疾病所在脏腑。根据疼痛的不同性质可以确定病因病性的不同。如大腹隐痛、便溏、喜温喜按，属脾胃虚寒。小腹胀痛，小便不利多为癃闭，病在膀胱。小腹刺痛，小便不利，为膀胱蓄血。少腹冷痛，牵引阴部，为寒凝肝脉。绕脐痛，起包块，按之可移者，为虫积腹痛。凡腹痛暴急剧烈、胀痛、拒按，得食痛甚者，多属实证。腹痛徐缓、隐痛、喜按、得食痛减者，多属虚证。

腹痛得热痛减者，多属寒证。腹痛，痛而喜冷者，多属热证。

腰痛：根据疼痛的性质可以判断致病的原因。如腰部冷痛，以脊骨痛为主，活动受限，多为寒湿痹证。腰部冷痛，小便清长，属肾虚。腰部刺痛，固定不移，属闪挫跌扑瘀血。根据疼痛的部位，可判断邪留之处。如腰脊骨痛，多病在骨；如腰痛以两侧为主，多病在肾；如腰脊痛连及下肢者，多病在下肢经脉。腰痛连腹，绕如带状，多病在带脉。

背痛：根据疼痛的部位及性质，可以判断疼痛的病位和病因。如背痛连及头项，伴有外感表证，是风寒之邪客于太阳经；背冷痛伴畏寒肢冷，属阳虚；脊骨空痛，不可俯仰，多为精气亏虚，督脉受损。

四肢痛：四肢痛，多由风寒湿邪侵犯经络、肌肉、关节，阻碍其气血运行所致。亦有因脾虚、肾虚者。根据疼痛的部位及性质可以判断病变的原因、部位。如四肢关节痛、串痛，多为风痹；四肢关节痛，周身困重多为湿痹；四肢关节疼痛剧烈，得热痛减为寒痹。四肢关节灼痛，喜冷，或有红肿，多为热痹；如足跟或胫膝隐隐而痛，多为肾气不足。

周身痛：周身痛是指四肢、腰背等处皆有疼痛感觉。根据疼痛的性质及时间长短，可判断病属外感或内伤。如新病周身酸重疼痛，多伴有外感表证，属外邪束表；若久病卧床周身疼痛，属气血亏虚，经脉不畅。

4. 问其他不适

问其他不适，是指询问周身各部，如头、胸胁腹等处，除疼痛以外的其他症状。常见的周身其他不适症状有头晕、目眩、目涩、视力减退、耳鸣、耳聋、重听、胸闷、心悸、腹胀、麻木等。临床问诊时，要询问有无其他不适症状及症状产生有无明显诱因、持续时间长短、表现特点、主要兼症等。

(1)头晕：是指患者自觉视物昏花旋转，轻者闭目可缓解，重者感觉天旋地转，不能站立，闭目亦不能缓解。因外邪侵入或脏腑功能失调引起经络阻滞，清阳之气不升或风火上扰，造成邪干脑府或脑府失养而头晕。临床常见风火上扰头晕；阴虚阳亢头晕，心脾血虚头晕，中气不足头晕，肾精不足头晕和痰浊中阻头晕等。

(2)目痛、目眩、目涩、雀目

1)目痛：目痛而赤，属肝火上炎；目赤肿痛，羞明多眵，多属风热；目痛较剧，伴头痛，恶心呕吐，瞳孔散大，多是青光眼；目隐隐痛，时作时止，多为阴虚火旺。

2)目眩：是指病人自觉视物旋转动荡，如在舟车之上，或眼前如有蚊蝇飞动的症状。实证见于肝阳上亢，肝火上炎。虚证多因肝肾阴虚，肝血不足，或气血不足，目失所养而致。

3)目涩：指眼目干燥涩滞，或似有异物入目等不适感觉。伴有目赤，流泪，多属肝火上炎所致。

4)雀目：白昼视力正常，每至黄昏视物不清的叫雀目，又称夜盲。多因肝血不足或肾阴损耗，目失所养而成。

(3)耳鸣、耳聋、重听

1)耳鸣：患者自觉耳内鸣响，如闻蝉鸣或潮水声，或左或右，或两侧同时鸣响，或时发时止，或持续不停，称为耳鸣。临床有虚实之分，若暴起耳鸣声大，用手按而鸣声不减，属实证，多因肝胆火盛所致；渐觉耳鸣，声音细小，以手按之，鸣声减轻，属虚证，多由肾虚精亏，髓海不充，耳失所养而成。

2)耳聋：即病人听觉丧失的症状，常由耳鸣发展而成。新病突发耳聋多属实证，因邪气蒙蔽清窍，清窍失养所致，渐聋多属虚证，多因脏腑虚损而成。一般而言，虚证多而实证少，实证易治，虚证难治。

3）重听：是听声音不清楚，往往引起错觉，即听力减退的表现。多因肾虚或风邪外入所致。

（4）胸闷：胸部有堵塞不畅，满闷不舒的感觉，称为胸闷，亦称"胸痞""胸满"，多因胸部气机不畅所致。由于可造成胸部气机不畅的原因很多，因此，胸闷一症可出现于多种病证之中。

（5）心悸怔忡：在正常的条件下，患者即自觉心跳异常，心慌不安，不能自主，称为心悸。若因惊而悸称为惊悸。心悸多为自发，惊悸多因惊而悸。怔忡是心悸与惊悸的进一步发展，心中悸动较剧、持续时间较长，病情较重。引起心悸的原因很多，主要是造成心神浮动所致。如心阳亏虚，鼓动乏力；气血不足，心失所养；阴虚火旺，心神被扰；水饮内停，上犯凌心；痰浊阻滞，心气不调；气滞血瘀，扰动心神等皆可使心神不宁而出现心悸、惊悸或怔忡的症状。

（6）腹胀：是指腹部饱胀、满闷，如有物支撑的感觉，或有腹部增大的表现。引起腹胀的病因很多，其证有虚、有实、有寒、有热。其病机却总以气机不畅为主，虚则气不运，实则气郁滞。实证可见于寒湿犯胃，阳明腑实、食积胃肠、肝气郁滞、痰饮内停等证。虚证多见脾虚。腹部的范围较广，不同部位之腹胀揭示不同病变。如上腹部胀，多属脾胃病变，小腹部胀，多属膀胱病变，胁下部胀，多属肝胆病变。

（7）麻木：是指知觉减弱或消失的一种病证。多见于头面四肢部。可因气血不足或风痰湿邪阻络、气滞血瘀等引起。其主要病机为经脉失去气血营养所致。

5. 问饮食与口味

问饮食与口味包括询问口渴、饮水、进食、口味等几个方面。应注意有无口渴、饮水多少、喜冷喜热、食欲情况、食量多少，食物的善恶、口中有无异常的味觉和气味等情况。

（1）问口渴与饮水

询问患者口渴与饮水的情况，可以了解患者津液的盛衰和输布情况以及病证的寒热虚实。

1）口不渴：为津液未伤，见于寒证或无明显热邪之证。

2）口渴：口渴总由津液不足或输布障碍所致。临床可见如下情况：

①口渴多饮：即病人口渴明显，饮水量多，是津液大伤的表现。多见于实热证，消渴病及汗吐下后。

②渴不多饮：即病人虽有口干或口渴感觉，但又不想喝水或饮水不多。是津液轻度损伤或津液输布障碍的表现。可见于阴虚、湿热、痰饮、瘀血等证。

临床上口渴与饮水的辨证应根据口渴的特点、饮水的多少和有关兼症来加以综合分析（表1-15）。

表 1-15　口渴与饮水异常的临床表现及意义

临床表现	意义
口渴多饮，伴小便量多，多食易饥，消瘦	消渴病
渴不多饮，身热不扬，头身困重，苔黄腻	湿热证
口渴饮水不多，身热夜甚，心烦不寐，舌红绛	温病营分证
渴喜热饮，饮水不多，或饮后即吐	痰饮内停
口干但欲漱水而不欲咽，面色黧黑，肌肤甲错	瘀血内停

（2）问食欲与食量

询问患者的食欲与食量，可以判断患者脾胃功能的强弱，疾病的轻重及预后。

1）食欲减退与厌食：食欲减退，又称"纳呆""纳少"，即病人不思进食。厌食又称恶食即厌恶食物。不思饮食与厌恶食物，大体上有两种情况，一是不知饥饿不欲食，二是虽饥亦不欲食或厌恶食物。二者病机均属脾胃不和、消化吸收功能减弱所致。

①食欲减退，患者不欲食，食量减少，多见于脾胃气虚、湿邪困脾等证。

②厌食，多因伤食而致。若妇女妊娠初期，厌食呕吐者，为妊娠恶阻。

③饥不欲食，是患者感觉饥饿而又不想进食，或进食很少，亦属食欲减退范畴。可见于胃阴不足证。

2）多食易饥，是患者食欲亢进，食量较多，食后不久即感饥饿，又称为"消谷善饥"，临床多伴有身体逐渐消瘦等症状。可见于胃火亢盛、胃强脾弱等证。亦可见于消渴病。

3）偏嗜，是指嗜食某种食物或某种异物。其中偏嗜异物者，又称异嗜，若小儿异嗜，喜吃泥土、生米等异物，多属虫积。若妇女已婚停经而嗜食酸味，多为妊娠。

询问食欲与食量时，还应注意进食情况如何。如病人喜进热食，多属寒证；喜进冷食多属热证。进食后稍安，多属虚证；进食后加重，多属实证或虚中夹实证。疾病过程中，食欲渐复，表示胃气渐复，预后良好；反之，食欲渐退，食量渐减，表示胃气渐衰，预后多不良。若病重不能食，突然暴食，食量较多，是脾胃之气将绝的危象，称"除中"。实际上是中气衰败，死亡前兆，属"回光反照"的一种表现。

（3）口味

口味，是指病人口中的异常味觉。口淡乏味，多因脾胃气虚而致。口甜，多见于脾胃湿热证。口黏腻，多属湿困脾胃。口中泛酸，可见于肝胆蕴热证。若口中酸腐，多见于伤食证。口苦，属热证的表现，可见于火邪为病和肝胆郁热之证。口咸，多属肾病及寒证。

6.问二便

问二便，是询问患者大小便的有关情况，如大小便的性状、颜色、气味、便量多少、排便的时间、两次排便的间隔时间、排便时的感觉及排便时伴随症状等。询问二便的情况可以判断机体消化功能的强弱，津液代谢的状况，同时也是辨别疾病的寒热虚实性质的重要依据。

有关二便的性状、颜色、味，已分别在望诊、闻诊中叙述。这里介绍二便的次数、量的多少、排便时的异常感觉及排便时间等。

（1）问大便

健康人一般一日或两日大便一次，为黄色成形软便，排便顺利通畅，如受疾病的影响，其消化功能失职则有黏液及未消化食物等粪便。气血津液失调，脏腑功能失常，即可使排便次数和排便感觉等出现异常。

1）便次异常：便次异常，是排便次数增多或减少，超过了正常范围，有便秘与泄泻之分。

①便秘：即大便秘结。指粪便在肠内滞留过久，排便间隔时间延长，便次减少，通常在四至七天以上排便一次，称为便秘。其病机总由大肠传导功能失常所致。可见于胃肠积热，气机郁滞、气血津亏、阴寒凝结等证。

②溏泻：又称便溏或泄泻，即大便稀软不成形，甚则呈水样，排便间隔时间缩短，便次增多，日三、四次以上。由脾胃功能失调、水停肠道、大肠传导亢进所致。可见于脾虚、肾阳虚、肝郁乘脾、伤食、湿热蕴结大肠，感受外邪等证。

2）排便感觉异常：排便感觉异常，是指排便时有明显不适感觉，病因病机不同，产生的感觉亦不同。

①肛门灼热：是指排便时肛门有烧灼感。其病机由大肠湿热蕴结而致。可见于湿热泄泻、暑湿泄泻等证。

②排便不爽：即腹痛且排便不通畅爽快，而有滞涩难尽之感。多由肠道气机不畅所致。可见于肝郁犯脾、伤食泄泻、湿热蕴结等证。

③里急后重：即腹痛窘迫，时时欲泻，肛门重坠，便出不爽。紧急而不可耐，称里急；排便时，便量极少，肛门重坠，便出不爽，或欲便又无，称后重，二者合而称之里急后重。是痢疾病证中的一个主症。多因湿热之邪内阻，肠道气滞所致。

④滑泻失禁：即久泻不愈，大便不能控制，呈滑出之状，又称"滑泻"。多因久病体虚，脾肾阳虚衰，肛门失约而致。可见于脾阳虚衰、肾阳虚衰，或脾肾阳衰等证。

⑤肛门气坠：即肛门有重坠向下之感，甚则肛欲脱出。多因脾气虚衰，中气下陷而致。多见于中气下陷证。

3）便质异常

①完谷不化：指大便中含有较多未消化食物的症状。病久体弱见之，多为脾阳虚；新起者、多为食滞胃肠。

②溏结不调：大便时干时稀的症状，属肝郁脾虚。若大便先干后溏，属脾虚证。

③脓血便：指大便中含有脓血黏液，多见于痢疾和肠癌，常因湿热疫毒等邪积滞交阻肠道，肠络受损所致，属肠道湿热。

④便血：指血从肛门排出，血随便出，或便血杂下，或便黑如柏油状，或单纯便血的症状。

（附）血附在大便表面或于排便前后滴出，血色鲜红者，称"近血"，病在大肠肛门因风湿热为病，病属热证，实证，病较轻线。

便血血色暗红或紫红、或色黑如柏油状者，称"远血"病，在小肠和胃脘，由饮食劳倦，损伤脏腑，脏腑阴阳失调所致。

表 1-15 便质异常

完谷不化	脾虚、肾虚或食滞胃肠
溏结不调	肝郁脾虚
脓血便	痢疾或肠癌
便黑如柏油，或便血紫暗	远血(胃脘)
(附)便血鲜红，血附在大便表面，或于排便前后滴出者	近血(内痔、肛裂)

（2）问小便

健康人在一般情况下，一昼夜排尿量为 1000~1800 毫升，尿次白天 3~5 次，夜间 0~1 次。排尿次数、尿量，可受饮水、气温、出汗、年龄等因素的影响而略有不同。受疾病的影响若机体的津液营血不足，气化功能失常，水饮停留等，即可使排尿次数、尿量及排尿时的感觉出现异常情况。

1）尿量异常：尿量异常，是指昼夜尿量过多或过少，超出正常范围。

表现为尿量增多，多因寒凝气机，水气不化，或肾阳虚衰，阳不化气，水液外泄而量多；可见于虚寒证，肾阳虚证及消渴病中。尿量减少，可因机体津液亏乏，尿液化源不足或尿道阻滞或阳气虚衰，气化无权，水湿不能下入膀胱而泛溢于肌肤而致。可见于实热证、汗吐下证、水肿病及癃闭、淋证等病证之中。

2）排尿次数异常：排尿次数增多，又叫小便频数，总由膀胱气化功能失职而致。多见于下焦湿热、下焦虚寒、肾气不固等证。排尿次数减少可见于癃闭，在排尿异常中介绍。

3）排尿异常：是指排尿感觉和排尿过程发生变化，出现异常情况，如尿痛、癃闭、尿失禁、遗尿、尿闭等。小便涩痛排尿不畅，且伴有急迫灼热疼痛感，多为湿热流入膀胱，灼伤经脉，气机不畅而致，可见于淋证。小便不畅，点滴而出为癃；小便不通，点滴不出为闭，一般多统称为癃闭。癃闭病机有虚有实，实者多为湿热蕴结、肝气郁结或瘀血、结石阻塞尿道而致；虚者多为年老气虚，肾阳虚衰，膀胱气化不利。尿余沥不尽指小便后点滴不禁，多为肾气不固所致。

4）小便失禁：是指小便不能随意识控制而自行遗出，多为肾气不足，下元不固；下焦虚寒，膀胱失煦，不能制约水液而致。若患者神志昏迷，而小便自遗，则病情危重。

5）遗尿：是指睡眠中小便自行排出，俗称尿床。多见于儿童。其基本病机为膀胱失于约束。可见于肾阴、肾阳不足，脾虚气陷等证。

7. 问睡眠

睡眠与人体卫气循行和阴阳盛衰有关。在正常情况下，卫气昼行于阳经，阳气盛，则人醒；夜行于阴经，阴气盛，则入睡。问睡眠，应了解病人有无失眠或嗜睡，睡眠时间的长短、入睡难易、有梦无梦等。临床常见的睡眠失常有失眠、嗜睡。

（1）失眠：失眠又称"不寐""不得眠"，是指经常不易入睡，或睡而易醒，不易再睡，或睡而不酣，易于惊醒，甚至彻夜不眠的表现。其病机是阳不入阴，神不守舍。气血不足，神失所养；阴虚阳亢，虚热内生；肾水不足，心火亢盛等，皆可扰动心神，导致失眠，属虚痰火、食积、瘀血等邪火上扰，心神不宁，亦可出现失眠，属实证。可见于心脾两虚、心肾不交、肝阳上亢、痰火扰心、食滞胃腑等证。

(2)嗜睡:嗜睡,又称多眠,是指神疲困倦,睡意很浓,经常不自主地入睡。其轻者神识清楚,呼之可醒而应,精神极度疲惫,困倦易睡,或似睡而非睡的状态,称为"但欲寐"。如日夜沉睡,呼应可醒,神识朦胧,偶可对答,称为"昏睡"。嗜睡则为神气不足而致。湿邪困阻,清阳不升;脾气虚弱,中气不足,不能上荣,皆可使精明之府失于清阳之荣,故出现嗜睡。

可见于湿邪困脾、脾气虚弱等证。如若心肾阳衰,阴寒内盛,神气不振,可出现似睡非睡的但欲寐。可见于心肾阳衰证。若邪扰清窍,热蔽心神,即可出现神识朦胧,昏睡不醒。可见于温热病,热入营血,邪陷心包之证。也可见于中风病。大病之后,精神疲惫而嗜睡,是正气未复的表现。

8.问经带

妇女有月经、带下、妊娠、产育等生理特点,发生疾病时,常能引起上述方面的病理改变。因此,对青春期开始之后的女性患者,除了一般的问诊内容外,还应注意询问其经、带等情况。作为妇科或一般疾病的诊断与辨证依据。

(1)问月经

应注意询问月经的周期,行经的天数,月经的量、色、质、有无闭经或行经腹痛等表现。

1)经期:即月经的周期,是指每次月经相隔的时间,正常为28~32天。经期异常主要表现为月经先期、月经后期和月经先后不定期。

月经先期:月经周期提前8~9天或以上,称为月经先期。多因血热妄行,或气虚不摄而致。

月经后期:月经周期错后8~9天或以上,称月经后期。多因血寒、血虚、血瘀而致。

月经先后不定期:月经超前与错后不定,相差时间多在8~9天或以上者,称为月经先后不定期,又称月经紊乱。多因情志不舒,肝气郁结,失于条达,气机逆乱,或者脾肾虚衰,气血不足,冲任失调,或瘀血内阻,气血不畅,经期错乱,故月经先后不定期。

2)经量:月经的出血量,称为经量,正常平均约为50毫升左右,可略有差异。经量的异常主要表现为月经过多和月经过少。

月经过多,每次月经量超过100毫升,称为月经过多。多因血热妄行,瘀血内阻,气虚不摄而致。

月经量少,每次月经量少于30毫升,称为月经过少。多因寒凝,经血不至,或血虚,经血化源不足,或血瘀,经行不畅而致。

3)崩漏:指妇女不规则的阴道出血。临床以血热、气虚最为多见。血得热则妄行,损伤冲任,经血不止,其势多急骤。脾虚,中气下陷,或气虚冲任不固,血失摄纳,经血不止,其势多缓和。此外,瘀血也可致崩漏。

4)经闭:成熟女性,月经未潮,或来而中止,停经3个月以上,又未妊娠者,称闭经或经闭。经闭是由多种原因造成的,其病机主要为冲任气血失调,经血闭塞,或血虚血枯,经血失其源泉,闭而不行。可见于肝气郁结,瘀血,湿盛痰阻、阴虚、脾虚等证。

闭经应注意与妊娠期、哺乳期、绝经期等生理性闭经,或者青春期、更年期,因情绪、环境改变而致一时性闭经及暗经加以区别。

5)经行腹痛:是在月经期,或行经前后,出现小腹部疼痛的症状,亦称痛经。多因胞脉不利，气血运行不畅，或胞脉失养所致。可见于寒凝、气滞血瘀、气血亏虚等症。若行经腹痛，痛在经前者属实，痛在经后者属虚。按之痛甚为实，按之痛减为虚。得热痛减为寒，得热痛不减或甚为热。绞痛为寒，刺痛、钝痛、闷痛为血瘀。隐隐作痛为血虚。持续作痛为血滞。时痛时止为气滞，胀痛为气滞血瘀。气滞为主则胀甚于痛，瘀血为主则痛甚于胀。

（2）问带下

应注意量的多少，色、质和气味等。凡带下色白而清稀、无臭，多属虚证、寒证。带下色黄或赤，稠黏臭秽，多属实证。热证。若带下色白量多，淋漓不绝，清稀如涕，多属寒湿下注。带下色黄，黏稠臭秽，多属湿热下注。若白带中混有血液，为赤白带，多属肝经郁热。

表 1-17　经带小结

月经后期	营血亏损、肾精不足、气滞、寒凝血瘀、痰湿阻滞	精血虚、堵塞
先后不定期	肝气郁滞、脾肾虚损	肝郁、脾肾虚
月经过多	热伤冲任、气虚、瘀阻胞络	气虚、热、瘀
月经过少	精血亏少、寒凝瘀阻、痰湿阻滞	精血虚、堵塞
崩漏	热伤冲任、脾肾气虚、瘀阻冲任	气虚、热、瘀
闭经	肝肾不足，气血亏虚，阴虚血燥；或痨虫，或气滞血瘀，阳虚寒凝，痰湿阻滞	精血虚、堵塞
痛经	气滞或血瘀、寒凝或阳虚、气血两虚	虚、堵塞
经色淡红质稀	气虚血少	气虚、血少
经色深红质稠	血热	热
经色紫暗，夹有血块，小腹冷痛	寒凝血瘀	寒、瘀
白带	脾肾阳虚，寒湿	阳虚、寒湿
黄带	湿热、湿毒	湿、热
赤白带	肝经郁热、湿热	肝郁热、湿

9. 问小儿

小儿科古称"哑科"，不仅问诊困难，而且不一定准确。问诊时，若小儿不能述说，可以询问其亲属。问小儿，除了一般的问诊内容外，还要注意询问出生前后情况、喂养情况、生长发育情况及预防接种情况，传染病史及传染病接触。

第五节　切诊

切诊包括脉诊和按诊两部分内容，脉诊是按脉搏；按诊是在患者身躯上一定的部位进行触、摸、按压，以了解疾病的内在变化或体表反应，从而获得辨证资料的一种诊断方法。

一、脉诊

脉诊，是医者以指腹按一定部位的脉搏诊察脉象。通过诊脉，体察患者不同的脉象，以了解病情，诊断疾病。它是中医学一种独特的诊断疾病的方法。

(一)脉象形成的原理

脉象即脉动应指的形象。心主血脉，包括血和脉两个方面，脉为血之府，心与脉相连，心脏有规律地搏动，推动血液在脉管内运行，脉管也随之产生有节律地搏动，因而形成脉搏，故能心动应指，脉动应指，心脏有规律地搏动和血液在管内运行均由宗气所推动。血液循行脉管之中，流布全身，环周不息，除心脏的主导作用外，还必须有各脏器的协调配合，肺朝百脉，即是循行全身的血脉，均汇聚于肺，且肺主气，通过肺气的敷布，血液才能布散全身；脾胃为气血生化之源，脾主统血；肝藏血，主疏泄，调节循环血量；肾藏精，精化气，是人体阳气的根本，各脏腑组织功能活动的原动力，且精可以化生血，是生成血液的物质基础之一。因此脉象的形成，与脏腑气血密切相关。

脉诊的临床意义：

脉象的形成和脏腑气血关系十分密切，那么，气血脏腑发生病变，血脉运行受到影响，脉象就有变化，故通过诊察脉象的变化，可以判断疾病的病位、性质、邪正盛衰与推断疾病的进退预后。

1. 判断疾病的病位、性质和邪正盛衰

疾病的表现尽管极其复杂，但从病位的浅深来说，不在表便在里，而脉象的浮沉，常足以反映病位的浅深。脉浮，病位多在表；脉沉，病位多在里。疾病的性质可分寒证与热证，脉象的迟数，可反映疾病的性质，如迟脉多主寒证，数脉多主热证。邪正斗争的消长，产生虚实的病理变化，而脉象的有力无力，能反映疾病的虚实证候，脉虚弱无力，是正气不足的虚证。脉实有力，是邪气亢盛的实证。

2. 推断疾病的进退预后

脉诊对于推断疾病的进退预后，有一定的临床意义。如久病脉见缓和，是胃气渐复，病退向愈之兆；久病气虚、虚劳、失血，久泄久痢而见洪脉，则多属邪盛正衰危候。

外感热病，热势渐退，脉象出现缓和，是将愈之候；若脉急疾，烦躁为病进危候。

(二)诊脉的部位

诊脉的部位，有遍诊法、三部诊法和寸口诊法。遍诊法见于《素问·三部九候论》。切脉的部位有头、手、足三部，三部诊法见于汉代张仲景所著的《伤寒杂病论》。三部，即人迎(颈侧动脉)，寸口，趺阳(足背动脉)。人迎、趺阳后世已少采用，自晋以来，普遍选用的切脉部位是寸口。寸口诊法始见于《内经》，主张独取寸口是《难经》，但当时这一主张未能普遍推行，直至晋代王叔和所著的《脉经》，才推广了独取寸口的诊脉方法(图1-15、图1-16)。

寸口又称脉口、气口，其位置在腕后挠动脉搏动处，诊脉独取寸口的理论依据是：寸口为手太阴肺经之动脉，为气血会聚之处，而五脏六腑十二经脉气血的运行皆起于肺而止于肺，故脏腑气血之病变可反映于寸口。另外，手太阴肺经起于中焦，与脾经同属太阴，与脾胃之气相通，而脾胃为后天之本，气血生化之源，故脏腑气血之盛衰都可反映于寸口，所以独取寸口可以诊察全身的病变。

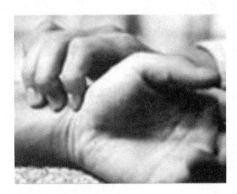

图 1-15　寸口诊脉

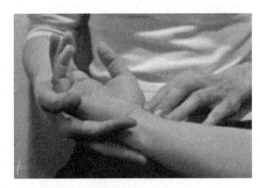

图 1-16　寸口诊脉

寸口分寸、关、尺三部，以高骨(桡骨茎突)为标志，其稍内方的部位为关，关前(腕端)为寸，关后(肘端)为尺。两手各分寸、关、尺三部，共六部脉。寸、关、尺三部可分浮、中、沉三候，是寸口诊法的三部九候(图 1-17)。

寸关尺分候脏腑，历代医家说法不一，目前多以下列为准：

左寸可候：心与膻中；右寸可候：肺与胸中；左关可候：肝胆与膈；右关可候：脾与胃；左尺可候：肾与小腹；右尺可候：肾与小腹。

表 1-18　寸、关、尺分候脏腑

	寸	关	尺
左手	心	肝(胆)	肾
右手	肺	脾(胃)	肾

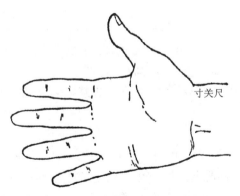

图 1-17　诊脉寸关尺部位图

(三) 诊脉法和注意事项

1. 时间

诊脉的时间最好是清晨，因为清晨患者不受饮食、活动等各种因素的影响，体内外环境都比较安静，气血经脉处于少受干扰的状态，故容易鉴别病脉。但也不是说其他时间不能诊脉。

总的来说，诊脉时要求有一个安静的内外环境。诊脉之前，先让患者休息片刻，使气血平静，医生也要平心静气，然后开始诊脉。诊室也要保持安静。在特殊的情况下应随时随地诊察患者，不必拘泥于这些条件。

知识拓展 ▶ 诊法常以平旦，阴气未动，阳气未散，饮食未进，经脉未盛，络脉调匀，气血未乱，故乃可诊有过之脉。

《素问·脉要精微论》

2. 体位

要让患者取坐位或正卧位，手臂平放和心脏近于同一水平，直腕仰掌，并在腕关节背垫上枕，这样可使气血运行无阻，以反映机体的真正脉象。

3. 指法

医者和患者侧向坐，用左手按诊患者的右手，用右手按诊患者的左手。诊脉下指时，首先用中指按在掌后高骨内侧关脉位置，接着用食指按在关前的寸脉位置，无名指按在关后尺脉位置。位置放准之后，三指应呈弓形，指头平齐，以指腹接触脉体。布指的疏密要和患者的身长相适应，身高臂长者，布指宜疏，身矮臂短者，布指宜密，总以适度为宜。三指平布同时用力按脉，称为总按；为了重点地体会某一部脉象，也可用一指单按其中一部脉象，如要重点体会寸脉时，微微提起中指和无名指，诊关脉则微提食指和无名指，诊尺脉则微提食指和中指。临床上总按、单按常配合使用，这样对比的诊脉方法，颇为实用。单按分候寸口三部，以察病在何经何脏，总按以审五脏六腑的病变。

诊小儿脉可用"一指(拇指)定关法"，而不细分三部，因小儿寸口部短，不容三指定寸关尺。

4. 举按寻

诊脉时运用指力的轻重和挪移，以探索脉象的一种手法。持脉之要有三，就是举、按、寻。用轻指力按在皮肤上叫举，又叫浮取或轻取；用重指力按在筋骨间，叫按，又称沉取或重取；指力不轻不重，还可亦轻亦重，以委曲求之叫寻。因此诊脉必须注意举、按、寻之间的脉象变化。此外，当三部脉有独异时，还必须逐渐挪移指位，内外推寻。寻者寻找之意，不是中取。

5. 平息

一呼一吸称一息，诊脉时，医者的呼吸要自然均匀，用一呼一吸的时间去计算患者脉搏的至数，如正常脉象及病理性脉象之迟、数、缓、疾等脉，均以息计，今天有秒表对诊脉有一定的帮助。但平息的意义还不止如此。平是平调的意思，要求医者在诊脉时，思想集中，全神贯注。因此，平息除了以"息"计脉之外，还要做到虚心而静，全神贯注。

6. 五十动

每次诊脉，必满五十动。即每次按脉时间，每侧脉搏跳动不应少于五十次。其意义有二：

一为了解五十动中无促、结、代脉，防止漏诊。二为说明诊脉不能草率从事，必须以辨清脉象为目的。如果第一个五十动仍辨不清楚，可延至第二个或第三个五十动。总之，每次诊脉时间，以 2~3 分钟为宜。

(四) 正常脉象

正常脉象古称平脉，是健康无病之人的脉象。正常脉象的形态是三部有脉，一息四至 (闰以太息五至，相当 72~80 次/分)，不浮不沉，不大不小，从容和缓，柔和有力，节律一致，尺脉沉取有一定力量，并随生理活动和气候环境的不同而有相应的正常变化。正常脉象有胃、神、根三个特点。

有胃：有胃气的脉象，古人说法很多，总的来说，正常脉象不浮不沉，不快不慢，从容和缓，节律一致便是有胃气。即使是病脉，无论浮沉迟数，但有徐和之象者，便是有胃气。

脉有胃气，则为平脉，脉少胃气，则为病变，脉无胃气，则属真脏脉，或为难治或不治之征象，故脉有无胃气对判断疾病凶吉预后有重要的意义。

有神：有神的脉象形态，即脉来柔和。如见弦实之脉，弦实之中仍带有柔和之象；微弱之脉，微弱之中不至于完全无力者都叫有脉神。神之盛衰，对判断疾病的预后有一定的意义。

但必须结合声、色、形三者，才能作出正确的结论。脉之有胃、有神，都是具有冲和之象，有胃即有神，所以在临床上胃与神的诊法一样。

有根：三部脉沉取有力，或尺脉沉取有力，就是有根的脉象形态。或病中肾气犹存，先天之本未绝，尺脉沉取尚可见，便是有生机。若脉浮大散乱，按之则无，则为无根之脉，为元气离散，标志病情危笃。

知识链接

胃：脉来从容、和缓、流利。"脉弱以滑是有胃气""胃少为病""无胃为死"(《素问·玉机真脏篇》)。

神：应指有力，节律整齐。"按指下之有条理，先后秩然不乱者，此有神之至。"(《脉经》)

根：尺脉沉取有力，按之不绝。"寸关虽无，尺犹不绝，如此之流，何忧殒灭。"(《脉经》)

正常脉象随人体内外因素的影响而有相应的生理性变化。

四时气候：由于受气候的影响，平脉有春弦，夏洪，秋浮，冬沉的变化。此因人与天地相应，人体受自然界四时气候变化的影响，生理功能也相应地变化，故正常人四时平脉也有所不同。

地理环境：地理环境也能影响脉象，如南方地处低下，气候偏温，空气湿润，人体肌腠缓疏，故脉多细软或略数；北方地势高，空气干燥，气候偏寒，人体肌腠紧缩，故脉多表现沉实。

性别：妇女脉象较男子濡弱而略快，妇女婚后妊娠，脉常见滑数而冲和。

年龄：年龄越小，脉搏越快，婴儿每分钟脉搏 120~140 次；5~6 岁的幼儿，每分钟脉搏 90~110 次；年龄渐长则脉象渐和缓。青年体壮脉搏有力；老人气血虚弱，精力渐衰，脉搏较弱。

体格：身躯高大的人，脉的显现部位较长，矮小的人，脉的显现部位较短，瘦人肌肉薄，脉常浮；肥胖的人，皮下脂肪厚，脉常沉。凡常见六脉沉细等同，而无病象的叫做六阴脉；六脉常见洪大等同，而无病象的，叫做六阳脉。

情志：一时性的精神刺激，脉象也发生变化，如喜则伤心而脉缓，怒则伤肝而脉急，惊则气乱而脉动等。此说明情志变化能引起脉象的变化，但当情志恢复平静之后，脉象也就恢复正常。

劳逸：剧烈运动或远行，脉多急疾；人入睡之后，脉多迟缓；脑力劳动之人，脉多弱于体力劳动者。

饮食：饭后。酒后脉多数而有力；饥饿时稍缓而无力。

此外，有一些人，脉不见于寸口，而从尺部斜向手背，称斜飞脉；若脉出现于寸口的背侧，则称反关脉，还有出现于腕部其他位置者，都是生理特异脉位，是桡动脉解剖位置的变异，不属病脉。

(五)病理性脉象

疾病反映于脉象的变化，叫做病脉。一般来说，除了正常生理变化范围以及个体生理特异之外的脉象，均为病脉。不同的病理脉象，反映了不同的病症，我国最早的脉学专书《脉经》提出二十四种脉象，《景岳全书》提出十六种，《濒湖脉学》提出二十七种，李士材的《诊家正眼》又增加疾脉，故近代多从二十八脉论述。

脉象是通过位、数、形、势等四方面来体察。位即脉之部位，是指在皮肤下的深度而言。脉位分浮沉，浅显于皮下者为浮脉，深沉于筋骨者为沉脉。数即至数，是指脉动的速率，脉数分迟数。一息不足四至为迟，一息五、六至为数。形即形态，包括脉管的粗细及其特殊形象，指下予以辨形，如芤脉似葱管，动脉似豆等。势即脉动的气势或力量，以辨虚实。如脉来势大，有力为实，脉动势小，无力为虚等。

在二十八病脉中，有单一脉与复合脉之别。有的脉在位、数、形、势方面仅有单一的变化，如浮脉、沉脉表现为脉位的变化，迟脉、数脉表现为至数的变化。这种单方面变化而形成的脉象，称单一脉。许多脉象要从位数形势多方面综合体察，才能进行区别。如弱脉由虚沉小三脉合成，牢脉由沉、实、大、弦、长五脉合成，浮大有力势猛为洪脉等，这种由两个或两个以上方面的变化而形成的脉象，称复合脉。单一脉往往不能全面反映疾病的本质，而复合脉则可以从多方面反映疾病的情况，除了上述二十八脉之外，还常出现数种脉象并见的相兼脉。如浮紧、浮缓、沉细、滑数等(表1-19)。

1.脉象分类与主病

(1)浮脉类：浮脉类的脉象，有浮、洪、濡、散、芤、革六脉。因其脉位浅，浮取即得，故归于一类。

1)浮脉

【脉象】轻取即得，重按稍减而不空，举之泛泛而有余，如水上漂木。

【主病】表证、虚证。

【脉理】浮脉主表，反映病邪在经络肌表部位，邪袭肌腠，卫阳奋起抵抗，脉气鼓动于外，脉应指而浮，故浮而有力。内伤久病体虚，阳气不能潜藏而浮越于外，亦有见浮脉者，必浮大而无力。

2）洪脉

【脉象】洪脉极大，状若波涛汹涌，来盛去衰。

【主病】里热证。

【脉理】洪脉的形成，由阳气有余、气壅火亢，内热充斥，致使脉道扩张，气盛血涌，故脉见洪象。若久病气虚或虚劳，失血，久泄等病证而出现洪脉，是正虚邪盛的危险证候或为阴液枯竭，孤阳独亢或虚阳亡脱。此时，浮取洪盛，沉取无力无神。

3）濡脉

【脉象】浮而细软，如帛在水中。

【主病】虚证，湿证。

【脉理】濡脉在主诸虚，若为精血两伤，阴虚不能维阳，故脉浮软，精血不充，则脉细；若为气虚阳衰，虚阳不敛，脉也浮软，浮而细软，则为濡脉。若湿邪阻压脉道，亦见濡脉。

4）散脉

【脉象】浮散无根，至数不齐。如杨花散漫之象。

【主病】元气离散。

【脉理】散脉主元气离散，脏腑之气将绝的危重证候。因心力衰竭，阴阳不敛，阳气离散，故脉来浮散而不紧，稍用重力则按不着，漫无根蒂；阴衰阳消，心气不能维系血液运行，故脉来时快时慢，至数不齐。

5）芤脉

【脉象】浮大中空，如按葱管。

【主病】失血，伤阴。

【脉理】芤脉多见于失血伤阴之证，故芤脉的出现与阴血亡失，脉管失充有关，因突然失血过多，血量骤然减少，营血不足，无以充脉，或津液大伤，血不得充，血失阴伤则阳气无所附而浮越于外，因而形成浮大中空之芤脉。

6）革脉

【脉象】浮而搏指，中空外坚，如按鼓皮。

【主病】亡血、失精、半产、漏下。

【脉理】革脉为弦芤相合之脉，由于精血内虚，气无所附而浮越于外，如之阴寒之气收束，因而成外强中空之象。

（2）沉脉类：沉脉类的脉象，有沉、伏、弱、牢四脉。脉位较深，重按乃得，故同归于一类。

1）沉脉

【脉象】轻取不应，重按乃得，如石沉水底。

【主病】里证。亦可见于无病之正常人。

【脉理】病邪在里，正气相搏于内，气血内困，故脉沉而有力，为里实证；若脏腑虚弱，阳气衰微，气血不足，无力统运营气于表，则脉沉而无力，为里虚证。

2）伏脉

【脉象】重手推筋按骨始得，甚则伏而不见。

【主病】邪闭，厥证，痛极。

【脉理】因邪气内伏，脉气不能宣通，脉道潜伏不显而出现伏脉；若阳气衰微欲绝，不能鼓动血脉亦见伏脉。前者多见实邪暴病，后者多见于久病正衰。

3）弱脉

【脉象】极软而沉细。

【主病】气血阴阳俱虚证。

【脉理】阴血不足，不能充盈脉道，阳衰气少，无力鼓动，推动血行，故脉来沉而细软，而形成弱脉。

4）牢脉

【脉象】沉按实大弦长，坚牢不移。

【主病】阴寒凝结，内实坚积。

【脉理】牢脉之形成，是由于病气牢固，阴寒内积，阳气沉潜于下，故脉来沉而实大弦长，坚牢不移。牢脉主实有气血之分，症瘕有形肿块，是实在血分；无形痞结，是实在气分。若牢脉见于失血，阴虚等病证，是阴血暴亡之危候。

（3）迟脉类：迟脉类的脉象，有迟、缓、涩、结四脉。脉动较慢，一息不足四到五至，故同归于一类。

1）迟脉

【脉象】脉来迟慢，一息不足四至（相当于每分钟脉搏60次以下）。

【主病】寒证。迟而有力为寒痛冷积，迟而无力为虚寒。久经锻炼的运动员，脉迟而有力，则不属病脉。

【脉理】迟脉主寒证，由于阳气不足，鼓动血行无力，故脉来一息不足四至。若阴寒冷积阻滞，阳失健运，血行不畅，脉迟而有力。因阳虚而寒者，脉多迟而无力。邪热结聚，阻滞气血运行，也见迟脉，但必迟而有力，按之必实，迟脉不可概认为寒证，当脉症合参。

2）缓脉

【脉象】一息四至，来去怠缓。

【主病】湿证，脾胃虚弱。

【脉理】湿邪黏滞，气机为湿邪所困；脾胃虚弱，气血乏源，气血不足以充盈鼓动，故缓脉见怠缓；平缓之脉，是为气血充足，百脉通畅。若病中脉转缓和，是正气恢复之征。

3）涩脉

【脉象】迟细而短，往来艰涩，极不流利，如轻刀刮竹。

【主病】精血亏少，气滞血瘀，挟痰，挟食。

【脉理】精伤血少津亏，不能濡养经脉，血行不畅，脉气往来艰涩，故脉涩而无力；气滞血瘀、痰、食胶固，气机不畅，血行受阻，则脉涩而有力。

4）结脉

【脉象】脉来缓，时而一止，止无定数。

【主病】阴盛气结，寒痰血瘀，症瘕积聚。

【脉理】阴盛气机郁结，阳气受阻，血行瘀滞，故脉来缓怠，脉气不相顺接，时一止，止后复来，止无定数，常见于寒痰血瘀所致的心脉瘀阻证。结脉见于虚证，多为久病虚劳，气血衰，脉气不继，故断而时一止，气血续则脉复来，止无定数。

(4)数脉类：数脉类的脉象，有数、疾、促、动四脉。脉动较快，一息超过五至，故同归一类。

1)数脉

【脉象】一息脉来五至以上。

【主病】热证。有力为实热，无力为虚热。

【脉理】邪热内盛，气血运行加速，故见数脉。因邪热盛，正气不虚，正邪交争剧烈，故脉数而有力，主实热证。若久病耗伤阴粗，阴虚内热，则脉虽数而无力。若脉显浮数，重按无根，是虚阳外越之危候。

2)疾脉

【脉象】脉来急疾，一息七、八至。

【主病】阳极阴竭，元阳将脱。

【脉理】实热证阳亢无制，真阴垂危，故脉来急疾而按之益坚。若阴液枯竭，阳气外越欲脱，则脉疾而无力。

3)促脉

【脉象】脉来数，时而一止，止无定数。

【主病】阳热亢盛，气血痰食郁滞。

【脉理】阳热盛极，或气血痰饮，宿食郁滞化热，正邪相搏，血行急速，故脉来急数。邪气阻滞，阴不和阳，脉气不续，故时一止，止后复来，指下有力，止无定数。促脉亦可见于虚证，若元阴亏损，则数中一止，止无定数，必促而无力，为虚脱之象。

4)动脉

【脉象】脉形如豆，厥厥动摇，滑数有力。

【主病】痛证、惊证。妇女妊娠反应期可出现动脉，这对临床诊断早孕，有一定价值。

【脉理】动脉是阴阳相搏，升降失和，使其气血冲动，故脉道随气血冲动而呈动脉。痛则阴阳不和，气血不通，惊则气血紊乱，心突跳，故脉亦应之而突跳，故痛与惊可见动脉。

(5)虚脉类：虚脉类脉象，有虚、细、微、代、短五脉，脉动应指无力，故归于一类。

1)虚脉

【脉象】三部脉会之无力，按之空虚。

【主病】虚证。

【脉理】气虚不足以运其血，故脉来无力，血虚不足充盈脉道，故按之空虚。由于气虚不敛而外张，血虚气无所附而外浮，脉道松弛，故脉形大而势软。

2)细脉

【脉象】脉细如线，但应指明显。

【主病】气血两虚，诸虚劳损，湿证。

【脉理】细为气血两虚所致，营血亏虚不能充盈脉道，气不足则无力鼓动血液运行，故脉体细小而无力。湿邪阻压脉道，伤人阳气也见细脉。

3)微脉

【脉象】极细极软，按之欲绝，似有若无。

【主病】阴阳气血诸虚，阳气衰微。

【脉理】阳气衰微，无力鼓动，血微则无以充脉道，故见微脉。浮以候阳，轻取之似无为阳气衰。沉以候阴，重取之似无是阴气竭。久病正气损失，气血被耗，正气殆尽，故久病脉微，为气将绝之兆；新病脉微，是阳气暴脱，亦可见于阳虚邪微者。

4）代脉

【脉象】脉来时见一止，止有定数，良久方来。

【主病】脏气衰微，风证，痛证。

【脉理】脏气衰微，气血亏损，以致脉气不能衔接而歇止，不能自还，良久复动。风证、痛证见代脉，因邪气所犯，阻于经脉，致脉气阻滞，不相衔接之实证。

代脉亦可见于妊娠初期的孕妇，因五脏精气聚于胞宫，以养胎元，脉气一时不相接续，故见代脉。然非妊娠必见之脉，仅见于母体素弱，脏气不充，更加恶阻，气血尽以养胎，脉气暂不接续所致。

5）短脉

【脉象】首尾俱短，不能满部。

【主病】气病。有力为气滞，无力为气虚。

【脉理】气虚不足以帅血，则脉动不及尺寸本部，脉来短而无力。亦有因气郁血瘀或痰滞食积，阻碍脉道，以致脉气不伸而见短脉，但必短而有力，故短脉不可概作不足之脉，应注意其有力无力。

(6)实脉类：实脉类脉象，有实、滑、弦、紧、长等五脉，脉动应指有力，故归于一类。

1）实脉

【脉象】三部脉举按均有力。

【主病】实证。

【脉理】邪气亢盛而正气不虚，邪正相搏，气血壅盛，脉道紧满，故脉来应指坚实有力。

平人亦可见实脉，这是正气充足，脏腑功能良好的表现。平人实脉应是静而和缓，与主病之实脉躁而坚硬不同。

2）滑脉

【脉象】往来流利，如珠走盘，应指圆滑。

【主病】痰饮、食积、实热。

【脉理】邪气壅盛于内，正气不衰，气实血涌，故脉往来甚为流利，应指圆滑。若滑脉见于平人，必滑而和缓，总由气血充盛，气充则脉流畅，血盛则脉道充盈，故脉来滑而和缓。

妇女妊娠见滑脉，是气血充盛而调和的表现。

3）弦脉

【脉象】端直以长，如按琴弦。

【主病】肝胆病，痰饮，痛证，疟疾。

【脉理】弦是脉气紧张的表现。肝主流泄，调物气机，以柔和为贵，若邪气滞肝，疏泄失常，气郁不利则见弦脉。诸痛、痰饮，气机阻滞，阴阳不和，脉气因而紧张，故脉弦。疟邪为病，伏于半表半里，少阳枢机不利而见弦脉。虚劳内伤，中气不足，肝病栾脾，亦觉见弦脉。若弦而细劲，如循刀刃，便是胃气全无，病多难治。

4）紧脉

【脉象】脉来绷急，状若牵绳转索。

【主病】寒证、痛证。

【脉理】寒邪侵袭人体，与正气相搏，以致脉道紧张而拘急，故见紧脉。诸痛而见紧脉，也是寒邪积滞与正气激搏之缘故。

5) 长脉

【脉象】首尾端长，超过本位。

【主病】肝阳有余，火热邪毒等有余之症。

【脉理】健康人正气充足，百脉畅通无损，气机升降调畅，脉来长而和缓；若肝阳有余，阳盛内热，邪气方盛，充斥脉道，加上邪正相搏，脉来长而硬直，或有兼脉，为病脉。

表 1-19 常见病脉

浮脉类：轻取即得		
浮	举之有余，按之不足	表证，亦虚阳浮越证
洪	脉形阔大，充实有力，来盛去衰	热盛
濡	浮细无力而软	虚证、湿困
散	浮取散漫而无根，伴至数或脉力不均匀	元气离散，脏气将绝
芤	浮大中空，如按葱管	失血、伤阴之际
革	浮而搏指，中空边坚	亡血、失精、半产、崩漏
沉脉类：重按始得		
沉	轻取不应，重按始得	里证
伏	重按推至筋骨始得	邪闭、厥病、痛极
弱	沉细无力而软	阳气虚衰、气血俱虚
牢	沉按实大弦长	阴寒内积、疝气、癥积
迟脉类：一息不足四至		
迟	一息不足四至	寒证，亦见于邪热结聚
缓	一息四至，脉来怠缓	湿病，脾胃虚弱；亦见平人
涩	往来艰涩，迟滞不畅	精伤、血少、气滞、血瘀、痰食内停
结	迟而时一止，止无定数	阴盛气结、寒痰瘀血、气血俱衰
数脉类：一息五至以上		
数	一息五至以上，不足七至	热证，亦主里虚证
疾	脉来急疾，一息七、八至	阳极阴竭，元气欲脱
促	数而时一止，止无定数	阳热亢盛，瘀滞、痰食停积，脏气衰败
动	脉短如豆，滑数有力	疼痛、惊恐
虚脉类：应指无力		
虚	举按无力，应指松软	气血两虚
细	脉细如线，应指明显	气血俱虚、湿证
微	极细极软，似有似无	气血大虚，阳气暴脱
代	迟而中止，止有定数	脏气衰微；疼痛、惊恐、跌仆损伤
短	首尾俱短，不及本部	有力主气郁，无力主气损

续表1-19

实脉类：应指有力		
实	举按充实有力	实证；亦见于平人
滑	往来流利，应指圆滑	痰湿、食积、实热，亦见于青壮年或孕妇
弦	端直以长，如按琴弦	肝胆病、疼痛、痰饮等，亦见于老年健康者
紧	绷急弹指，状如转索	实寒证、疼痛、宿食
长	首尾端直，超过本位	阳证、热证、实证，亦见于平人
大	脉体宽大，无汹涌之势	健康人，亦见于病进

2.脉象鉴别

表1-20　脉象鉴别

节律不整齐	有间歇：促脉、结脉、代脉 无间歇：涩脉、散脉
脉象细	细脉、濡脉、弱脉、微脉
脉象长	长脉、弦脉、牢脉
脉象短	短脉、动脉
脉体较硬	弦脉、紧脉、革脉
脉体柔软	濡脉、弱脉、缓脉

（2）相兼脉与主病

相兼脉是指数种脉象并见的脉象。徐灵胎称之为合脉，有二合脉，三合脉、四合脉之分。

相兼脉象的主病，往往等于各个脉所主病的总和，如浮为表，数为热，浮数主表热，以此类推。现将常见的相兼脉及主病列于下：

1）相兼脉：浮紧。主病：表寒，风痹。

2）相兼脉：浮缓。主病：伤寒表虚证。

3）相兼脉：浮数。主病：表热。

4）相兼脉：浮滑。主病：风痰，表证挟痰。

5）相兼脉：沉迟。主病：里寒。

6）相兼脉：弦数。主病：肝热，肝火。

7）相兼脉：滑数。主病：痰热，内热食积。

8）相兼脉：洪数。主病：气分热盛。

9）相兼脉：沉弦。主病：肝郁气滞，水饮内停。

10）相兼脉：沉涩。主病：血瘀。

11）相兼脉：弦细。主病：肝肾阴虚，肝郁脾虚。

12）相兼脉：沉缓。主病：脾虚，水湿停留。

13) 相兼脉：沉细。主病：阴虚，血虚。

14) 相兼脉：弦滑数。主病：肝火挟痰，痰火内蕴。

15) 相兼脉：沉细数。主病：阴虚，血虚有热。

16) 相兼脉：弦紧。主病：寒痛，寒滞肝脉。

(五) 诊小儿脉

诊小儿脉，与成人有所不同，因小儿寸口部位狭小，难分寸关尺三部。此外，小儿临诊时容易惊哭，惊则气乱，脉气亦乱，故难于掌握，后世医家多以一指总候三部。操作方法是医生用左手握小儿手，再用右手大拇指按小儿掌后高骨脉上，分三部以定息数。对四岁以上的小儿，则以高骨中线为关，以一指向侧滚转寻三部；七八岁可以挪动拇指诊三部；九至十岁以上，可以次第下指依寸关尺三部诊脉；十六岁则按成人三部诊脉进行。按成人正常呼吸定息，2～3 岁的小儿，脉动 6～7 次为常脉；5～10 岁的小儿，脉动 6 次为常脉，4～5 至为迟脉。

小儿脉象主病，以浮、沉、迟、数定表、里、寒、热，人以有力无力定虚实，不详求二十八脉。还需指出，小儿肾气未充，脉气止于中候，不论脉体素浮素沉，重按多不见，若重按乃见，便与成人的牢实脉同论。

(1) 浮脉—表证，浮而有力为表实，浮而无力为表虚。

(2) 沉脉—里证，沉而有力为里实，沉而无力为里虚。

(3) 迟脉—寒证，迟而有力为实寒，迟而无力为虚寒。

(4) 数脉—热证，浮数为表热，沉数为里热，数而有力为实热，数而无力为虚热。

(六) 脉症

1. 脉症顺逆

脉症顺逆是指从脉与症的相应不相应来判断疾病的顺逆。在一般情况下，脉与症是一致的，即脉症相应，但也有时候脉与症不一致，也就是脉症不相应，甚至还会出现相反的情况。从判断疾病的顺逆来说，脉症相应者主病顺，不相应者逆，逆则主病凶。一般来说，凡有余病证，脉见洪、数、滑、实则谓脉证相应，为顺，表示邪实正盛，正气足以抗邪；若反见细、微、弱的脉象，则为脉证相反，是逆症，说明邪盛正虚，易致邪陷。再如，暴病脉来浮、洪、数、实者为顺，反映正气充盛能抗邪；久病脉来沉、微、细、弱为顺，说明有邪衰正复之机，若新病脉见沉、细、微、弱，说明正气已衰；久病脉见浮、洪、数、实，则表示正衰而邪不退，均属逆证。

2. 脉症从舍

既然有脉症不相应的情况，其中必有一真一假，或为症真脉假，或为症假脉真，所以临证时必须辨明脉症的真假以决定从舍，或舍脉从症，或舍症从脉。

舍脉从症：在症真脉假的情况下，必须舍脉从症。例如，症见腹胀满，疼痛拒按，大便燥结，舌红苔黄厚焦燥，而脉迟细者，则症所反映的是实热内结肠胃，是真；脉所反映的是因热结于里，阻滞血液运行，故出迟细脉，是假象，此时当舍脉从症。

舍症从脉：在症假脉真的情况下，必须舍症从脉。例如，伤寒，热闭于内，症见四肢厥冷，而脉滑数，脉所反映的是真热；症所反映的是由于热邪内伏，格阴于外，出现四肢厥冷是假寒；此时当舍症从脉。

⬦ 二、按诊

(一)按诊的方法和意义

1. 方法

(1)体位：按诊时病人取坐位或仰卧位。一般按胸腹时，病人须采取仰卧位，全身放松，两腿伸直，两手放在身旁。医生站在病人右侧，右手或双手对病人进行切按。在切按腹内肿块或腹肌紧张度时，可再令病人屈起双膝，使腹肌松弛，便于切按。

(2)手法：按诊的手法大致可分触、摸、推、按四类。触是以手指或手掌轻轻接触患者局部，如额部及四肢皮肤等，以了解凉、热、润、燥等情况。摸是以手抚摸局部，如肿胀部位等，以探明局部的感觉情况及肿物的形态、大小等。推是以手稍用力在患者局部作前后或左右移动，以探测肿物的移动度及局部同周围组织的关系等情况。按是以手按压局部，如胸腹或肿物部位，以了解深部有无压痛，肿块的形态、质地，肿胀的程度、性质等等。在临床上，各种手法是综合运用的，常常是先触摸，后推按，由轻到重，由浅入深，逐层了解病变的情况。

按诊时，医者要体贴患者，手法要轻巧，要避免突然暴力，冷天要事先把手暖和后再行检查。一般先触摸，后按压，指力由轻到重，由浅入深。同时要嘱咐病人主动配合，随时反映自己的感觉，还要边检查边观察病人的表情变化，了解其痛苦所在。按诊时要认真仔细，不放过一个与疾病有关的部位。

2. 意义

按诊是切诊的一部分，是四诊中不可忽略的一环。它在望、闻、问的基础上，更进一步地深入探明疾病的部位和性质等情况。对于胸腹部的疼痛、肿胀、痰饮、症块等病变，通过触按，更可以充实诊断与辨证所必需的资料。

按诊，就是医者用手直接触摸、按压患者体表某些部位，以了解局部的异常变化，从而推断疾病的部位、性质和病情的轻重等情况的一种诊病方法。

(二)按诊的内容

按诊的应用范围较广。临床上以按肌肤、按手足、按胸腹、按脑穴等为常用，兹分述如下：

1. 按肌肤

按肌肤是为了探明全身肌表的寒热、润燥以及肿胀等情况。

凡阳气盛的身多热，阳气衰的身多寒。按肌肤不仅能从冷暖以知寒热，更可从热的甚微而分表里虚实。凡身热初按甚热，久按热反转轻的，是热在表；若久按其热反甚，热自内向外蒸发者，为热在里。

肌肤濡软而喜按者，为虚证；患处硬痛拒按者，为实证。轻按即痛者，病在表浅；重按方痛者，病在深部。皮肤干燥者，尚未出汗或津液不足；干瘪者，津液不足；湿润者，身已汗出或津液未伤。皮肤甲错者，伤阴或内有干血。

按压肿胀，可以辨别水肿和气肿。按之凹陷，放手即留手印，不能即起的，为水肿；按之凹陷，举手即起的，为气肿。

可辨别病证属阴属阳和是否成脓。肿而硬木不热者，属寒证；肿处烙手、压痛者，为热证。根盘平塌漫肿的属虚，根盘收束而高起的属实。患处坚硬，多属无脓，边硬顶软，内必成脓。至于肌肉深部的脓肿，则以"应手"或"不应手"来决定有脓无脓。方法是两手分放在肿物的两侧，一手时轻时重地加以压力，一手静候深处有无波动感，若有波动感应手，即为有脓，根据波动范围的大小，即可测知脓液的多少。

2. 按手足

按手足主要在探明寒热，以判断病证性质属虚属实，在内在外，及预后。凡疾病初起，手足俱冷的，是阳虚寒盛，属寒证。手足俱热的，多为阳盛热炽，属热证。

诊手足寒热，还可以辨别外感病或内伤病。手足的背部较热的，为外感发热，手足心较热的，为内伤发热。此外，还有以手心热与额上热的互诊来区分表热或里热的方法。额上热甚于手心热的，为表热；手心热甚于额上热的，为里热。这一诊法有参考意义。

在儿科方面，小儿指尖冷主惊厥。中指独热主外感风寒。中指末独冷，为麻痘将发之象。诊手足的寒温可测知阳气的存亡，这对于决定某些阳衰证预后良恶，相当重要。阳虚之证，四肢犹温，是阳气尚存，尚可治疗；若四肢厥冷，其病多凶，预后不良。

3. 按胸腹

胸腹各部位的划分如下：膈上为胸、膈下为腹。侧胸部从腋下至十一、十二肋骨的区域为胁。腹部剑突下方位置称为心下。胃脘相当于上腹部。大腹为脐上部位，小腹在脐下，少腹即小腹之两侧。

按胸腹就是根据病情的需要，有目的地对胸前区、胁肋部和腹部进行触摸、按压，必要时进行叩击，以了解其局部的病变情况。

胸腹按诊的内容，又可分为按虚里、按胸胁和按腹部三部分。

(1)按虚里：虚里位于左乳下心尖搏动处，为诸脉所宗。探索虚里搏动的情况，可以了解宗气的强弱，病之虚实，预后之吉凶。古人对此非常重视。

虚里按之应手，动而不紧，缓而不急，为健康之征。其动微弱无力，为不及，是宗气内虚。若动而应衣，为太过，是宗气外泄之象。若按之弹手，洪大而博，属于危重的证候。

若见于孕妇胎前产后或痨瘵病者尤忌，应当提高警惕。至于惊恐，大怒或剧烈运动后，虚里脉动虽高，但静息片刻即平复如常者，是生理现象。如果其动已绝，它处脉搏也停止的，便是死候。虚里按诊对于指下无脉，欲决死生的证候，诊断意义颇大。

(2)按胸胁：前胸高起，按之气喘者，为肺脏证。胸胁按之胀痛者，可能是痰热气结或水饮内停。

肝脏位于右胁内，上界在锁骨中线处平第五肋，下界与右肋弓下缘一致，故在肋下一般不能扪及。若扪及肿大之肝脏，或软或硬，多属气滞血瘀，若表面凹凸不平，则要警惕肝癌。

右肋胀痛，摸之热感，手不可按者，为肝痈。疟疾日久，胁下出现肿块，称为疟母。

(3)按腹部：按腹部主要了解凉热、软硬度、胀满、肿块、压痛等情况，以协助疾病的诊断与辨证。

辨凉热：通过探测腹部的凉热，可以辨别病的寒热虚实。腹壁冷，喜暖手按扶者，属虚寒证；腹壁灼热、喜冷物按放者，属实热证。

辨疼痛：凡腹痛，喜按者属虚，拒按者属实；按之局部灼热，痛不可忍者，为内痈。

辨腹胀：腹部胀满。按之有充实感觉，有压痛，叩之声音重浊的，为实满；腹部膨满。

但按之不实，无压痛，叩之作空声的，为气胀，多属虚满。

腹部高度胀大，如鼓之状者，称为膨胀。它是一种严重的病证，可分水臌与气臌。以手分置腹之两侧，一手轻拍，另一手可触到波动感。同时，按之如囊裹水，且腹壁有凹痕者，为水臌；以手叩之如鼓，无波动感，按之亦无凹痕者，为气臌。另外，有些高度肥胖的人，亦见腹大如臌，但按之柔软，且无脐突及其他重病症象，当与臌胀鉴别。

辨痞满：痞满是自觉心下或胃脘部痞塞不适和胀满的一种症状。按之柔软，无压痛者，属虚证；按之较硬，有抵抗感或压痛者，为实证。脘部按之有形而胀痛，推之漉漉有声者，为胃中有水饮。

辨肿块：肿块的按诊要注意其大小、形态、硬度、压痛等情况。积聚是指腹内的结块，或胀或痛的一种病症。但积和聚不同。痛有定处，按之有形而不移的为积，病属血分；痛无定处，按之无形聚散不定的为聚，病属气分。左小腹作痛，按之累累有硬块者，肠中有宿粪。右小腹作痛，按之疼痛，有包块应手者，为肠痈。

腹中虫块，按诊有三大特征：一是形如筋结，久按会转移；二是细心诊察，觉指下如蚯蚓蠢动；三是腹壁凹凸不平，按之起伏聚散，往来不定。

4. 按腧穴

按腧穴，是按压身体上某些特定穴位，通过这些穴位的变化与反应，来推断内脏的某些疾病。

腧穴的变化主要是出现结节或条索状物，或者出现压痛及敏感反应。据临床报道，肺病患者，有些可在肺俞穴摸到结节，有些在中府穴出现压痛。肝病患者可出现肝俞或期门穴压痛。胃病在胃俞和足三里有压痛。肠痈阑尾穴有压痛。

此外，还可以通过指压腧穴作试验性治疗，从而协助鉴别诊断。如胆道蛔虫腹痛，指压双侧胆俞则疼痛缓解，其他原因腹痛则无效，可资鉴别。

考点提示 ▶ 五色主病、痰的特点、舌色苔质的临床意义、语音异常、脉象主病。

练习题

（赵丽）

第二章

八纲辨证

学习目标

1. 掌握八纲基本证候的要领及临床表现。
2. 掌握八纲证候的鉴别要点。
3. 熟悉八纲证候间的关系。
4. 了解八纲在临床的应用。

病案分析

周某，男，40岁，干部。恶风寒，激发热，头晕1天。自诉素体欠佳，经常感冒。昨晚洗澡后夜间起即感恶风寒，因而厚被而卧，身润微有汗出。今仍有寒意，微微发热，测体温37.9℃，全身不适，头晕，欲呕，不欲饮食，喷嚏，脉浮少力，舌质淡红，苔薄白。

【要求】①病情分析；②提出证名。

参考答案：

①患者素体欠佳，此次因洗澡感寒后发病，故宜用六经辨证。患者外感初起，恶风寒，微发热，汗出，脉浮少力。

②故证属太阳中风证。

八纲，即阴、阳、表、里、寒、热、虚、实。是辨证论治的理论基础之一。通过四诊，掌握了辨证资料之后，根据病位的深浅，病邪的性质，人体正气的强弱等多方面的情况，进行分析综合，归纳为八类不同的征候，称为八纲辨证。

知识链接▶ "治病八字，虚实阴阳表里寒热，八字不分，杀人反掌"。

《伤寒正脉》

疾病的表现尽管是极其复杂的，但基本上都可以用八纲加以归纳。如疾病的类别，可分为阴证与阳证；病位的浅深可分为表证与里证；疾病的性质，可分为寒证与热证；邪正的盛衰，可分为实证与虚证。这样，运用八纲辨证就能将错综复杂的临床表现，归纳为表里、寒热、虚实、阴阳四对纲领性证候，从而找出疾病的关键，掌握其要领，确定其类型，预决其趋势，为治疗指出方向。其中，阴阳又可以概括其他六纲，即表、热、实证为阳；里、寒、虚证属阴，故阴阳又是八纲中的总纲。

八纲是分析疾病共性的辨证方法，是各种辨证的总纲。在诊断过程中，有执简驭繁，提纲挈领的作用。适应于临床各科的辨证。无论内、外、妇、儿、眼、耳、鼻喉等科，无不应用八纲来归纳概括。在八纲的基础上，结合脏腑病变的特点，则分支为脏腑辨证；结合气血津液病变的特点，则分支为气血津液辨证；结合温病的病变特点，则分支出卫气营血辨证等等。任何一种辨证，都离不开八纲，所以说八纲辨证是各种辨证的基础。

八纲辨证并不意味着把各种证候截然划分为八个区域，它们是相互联系而不可分割的。

如表里与寒热虚实相联系，寒热与虚实表里相联系，虚实又与寒热表里相联系。由于疾病的变化，往往不是单纯的，而是经常会出现表里、寒热、虚实交织在一起的夹杂情况，如表里同病，虚实夹杂，寒热错杂。在一定的条件下，疾病还可出现不同程度的转化，如表邪入里，里邪出表，寒证化热，热证转寒，实证转虚，因虚致实等。在疾病发展到一定阶段时，还可以出现一些与疾病性质相反的假象，如真寒假热，真热假寒，真虚假实，真实假虚等。阴证、阳证也是如此，阴中有阳，阳中有阴，疾病可以由阳入阴，由阴出阳，又可以从阴转阳，从阳转阴，因此，进行八纲辨证，不仅要熟练地掌握各类证候的特点，还要注意它们之间的相兼、转化、夹杂、真假，才能正确而全面认识疾病，诊断疾病。

知识链接

《内经》："善诊者，察色按脉，先别阴阳"。

《伤寒论》：六经辨证，分三阴三阳。

《景岳全书》："阴阳篇""六变篇"。

《伤寒质难》：正式提出"八纲"名称。

第一节　表里

表里是辨别疾病病位内外和病势深浅的一对纲领。它是一个相对的概念。就躯壳与内脏而言，躯壳为表，内脏为里；就脏与腑而言，腑为表，脏为里；就经络与脏腑而言，经络为表，脏腑为里等等。从病势深浅论，外感病者，病邪入里一层，病深一层；出表一层，病轻一层。这种相对概念的认识，在六经辨证和卫气营血辨证中尤为重要。以上是广义之表里概念。狭义的表里，是指身体的皮毛、肌腠、经络为外，这些部位受邪，属于表证；脏腑、气血、骨髓为内，这些部位发病，统属里证。表里辨证，在外感病辨证中有重要的意义。可以察知病情的轻重，明确病变部位的深浅，预测病理变化的趋势。表证病浅而轻，里证病深而重。表邪入里为病进，里邪出表为病退。了解病的轻重进退，就能掌握疾病的演变规律，取得治疗上的主动权，采取适当的治疗措施。

一、表证

表证是指六淫疫疠邪气经皮毛、口鼻侵入时所产生的征候。多见于外感病的初期，一般起病急，病程短。

表证有两个明显的特点。一是外感时邪，表证是由邪气入侵人体所引起。二是邪病轻。表证的病位在皮毛肌腠，病轻易治。

【临床表现】恶寒、发热、头身疼痛，舌苔薄白，脉浮，兼有鼻塞、流涕、咳嗽、喷嚏、咽喉痒痛等证。

【证候分析】由于六淫邪气客于肌表，阻遏卫气的正常宣发，郁而发热。卫气受遏，失去温养肌表的功能。肌表得不到正常的温煦，故见恶寒。邪气郁滞经络，使气血流行不畅，致头身疼痛。肺主皮毛，鼻为肺窍，邪气从皮毛、口鼻而入肺，肺系皆受邪气，肺气失宣，故鼻塞、流涕、咳嗽、喷嚏、咽喉痒痛诸证常常并见。邪气在表，未伤及里，故舌苔可无变化，仍以薄白为主。正气奋起抗邪，脉气鼓动于外，故脉浮。

二、里证

里证是疾病深在于里（脏腑、气血、骨髓）的一类证候。它与表征相对而言。多见于外感病的中、后期或内伤疾病。里证的成因，大致有三种情况：一是表邪内传入里，侵犯脏腑所致；二是外邪直接侵犯脏腑而成；三是七情刺激，饮食不节，劳逸过度等因素，损伤脏腑，引起功能失调，气血逆乱而致病。

里证的范围甚广，除了表证以外，其他疾病都可以说是里证。里证的特点也可归纳为二点。一是病位深在；二是里证的病情一般较重。

【临床表现】里证病因复杂，病位广泛，症状繁多，常以或寒或热，或虚或实的形式出现，故详细内容见各章辨证。现仅举几类常见症脉分析如下：

壮热恶寒或微热潮热，烦躁神昏，口渴引饮，或畏寒肢冷，倦卧神疲，口淡多涎。大便秘结，小便短赤或大便溏泄，小便清长，腹痛呕恶，苔厚脉沉。

【证候分析】以上所列仅是寒热虚实各里证中可能出现的一些常见症脉。就热型与寒象看，里证当是但热不寒或但寒不热，热可以是壮热恶热，微热潮热。壮热恶热是热邪入里，里热炽盛所致。微热潮热常见于内伤阴虚，虚火上炎。寒象表现为畏寒，得衣被可以缓解，此乃由于机体自身阳气不足或寒邪内侵，损伤阳气，阳虚生寒的结果。烦躁神昏是实热扰乱心神的表现：口渴引饮、小便短赤是实热耗伤津液。大便秘结由于热结肠道，津液枯竭，传导失司所致。阳气不足者，多见蜷卧神疲，虚寒者即见口淡多涎，脾虚不运者可见大便溏泄。

腹属阴为脏腑所居之处，该部症状：腹痛呕吐，便秘溏泄，小便短赤或清长，均是里病的标志。苔厚脉沉均为疾病在内之征。

[附]半表半里证

外邪由表内传，尚未入于里；或里邪透表，尚未至于表，邪正相搏于表里之间，称为半表半里证。其表现为寒热往来，胸胁苦满，心烦喜呕，默默不欲饮食，口苦，咽干，目眩，脉弦等。这种关于半表半里的认识，基本上类同六经辨证的少阳病证。

➡ 三、表证和里证的关系

人体的肌肤与脏腑，是通过经络的联系、沟通而表里相通的。疾病发展过程中，在一定的条件下，可以出现表里证错杂和相互转化，如表里同病，表邪入里，里邪出表等。

表里同病：表证和里证在同一时期出现，称表里同病。这种情况的出现，除初病即见表证又见里证外，多因表证未罢，又及于里，或本病未愈，又加标病，如本有内伤，又加外感，或先有外感，又伤饮食之类。

表里同病的出现，往往与寒热、虚实互见。常见的表寒里热、表热里寒、表虚里实、表实里虚等，详见寒热虚实辨证。

表里出入：凡病表证，表邪不解，内传入里，称为表邪入里。多因机体抗邪能力降低，或邪气过盛，或护理不当，或误治、失治等因素所致。例如，凡病表证，本有恶寒发热，若恶寒自罢，不恶寒而反恶热，并见渴饮，舌红苔黄，尿赤等症，便是表邪入里的征(证)候。

里邪出表：某些里证，病邪从里透达于外，称为里邪出表。这是由于治疗与护理得当，机体抵抗力增强的结果。例如，内热烦躁，咳逆胸闷，继而发热汗出，或斑疹白菩外透，这是病邪由里达表的证候。

表邪入里表示病势加重，里邪出表反映邪有去路，病势减轻，掌握表里出入的变化，对于推断疾病的发展转归，有重要意义。

➡ 四、表证和里证的鉴别

辨别表证和里证，主要是审察其寒热、舌象、脉象等变化。一般说来，外感病中，发热恶寒同时并见的属表证，但热不寒，但寒不热的属里证，表证舌苔不变化，里证舌苔多有变化，脉浮主表证，脉沉主里证(表2-1)。

表 2-1　表证和里证的鉴别

表证	发热恶寒同时并见	头身疼痛，鼻塞或喷嚏，浮脉
里证	但热不寒或但寒不热者	如咳嗽、心悸、腹痛、呕泻，沉脉等
半表半里证	寒热往来者	胸胁苦满

第二节　寒热

寒热是辨别疾病性质的两个纲领。寒证与热证反映机体阴阳的偏盛与偏衰。阴盛或阳虚表现为寒证；阳盛或阴虚表现为热证。寒热辨证在治疗上有重要意义。《索问·至真要大论》说："寒者热之""热者寒之"，两者治法正好相反。所以寒热辨证，必须确切无误。

知识链接

"一病之寒热，全在口渴与不渴，渴而消水与不消水，饮食喜热与喜冷，烦躁与厥逆，溺之长短赤白，便之溏结，脉之迟数以分之。假如口渴而能消水，喜饮冷食，烦躁，溺短赤，便结脉数，此热也；假如口不渴或假渴而不能消水，喜饮热汤，手足厥冷，溺清长，便溏，脉迟，此寒也"。

《医学心悟·寒热虚实阴阳辨》

一、寒证

寒证，是疾病的本质属于寒性的证候。可以由感受寒邪而致，也可以由机体自身阳虚阴盛而致。

由于寒证的病因与病位不同，又可分别出几种不同的证型。如感受寒邪，有侵犯肌表，有直中内脏，故有表寒、里寒之别。内寒的成因有寒邪入侵者，有自身阳虚者，故又有实寒、虚寒之分。这里先就寒证的共性进行分析。

【临床表现】各类寒证的临床表现不尽一致，但常见的有：恶寒喜暖，面色㿠白，肢冷蜷卧，口淡不渴，痰涎、涕清稀，小便清长，大便稀溏，舌淡苔白润滑，脉迟或紧等。

【证候分析】阳气不足或为外寒所伤，不能发挥其温煦形体的作用，故见形寒肢冷，蜷卧，面色晃光。阴寒内盛，津液不伤，所以口淡不渴。阳虚不能温化水液，以致痰、涎、涕、尿等排出物皆为澄澈清冷。寒邪伤脾，或脾阳久虚，则运化失司而见大便稀溏。阳虚不化，寒湿内生，则舌淡苔白而润滑。阳气虚弱，鼓动血脉运行之力不足，故脉迟；寒主收引，受寒则脉道收缩而拘急，故见紧脉。

二、热证

热证，是疾病的本质属于热性的证候。可以由感受热邪而致，也可以由机体自身阴虚阳亢而致。

根据热证的病因与病位的不同，亦可分别出几种不同的证型。如外感热邪或热邪入里，便有表热、里热之别。里热中，有实热之邪入侵或自身虚弱造成，则有实热和虚热之分。这里仅就热证的共性进行分析。

【临床表现】各类热证的证候表现也不尽一致，但常见的有：恶热喜冷，口渴喜冷饮，面红目赤，烦躁不宁，痰、涕黄稠，吐血衄血，小便短赤，大便干结，舌红苔黄而干燥，脉数等。

【证候分析】阳热偏盛，则恶热喜冷。火热伤阴，津液被耗，故小便短赤，津伤则需引水自救，所以口渴喜冷饮。火性上炎，则见面红目赤。热扰心神，则烦躁不宁。津液被阳热煎熬，则痰涕等分泌物黄稠。火热之邪灼伤血络，迫血妄行，则吐血衄血。肠热津亏，传导失司，势必大便秘结。舌红苔黄为热证，舌干少津为伤阴，阳热亢盛，血行加速故见数脉。

三、寒证和热证的鉴别

辨别寒证与热证，不能孤立地根据某一症状作判断，就对疾病的全部表现进行综合观察、分析，尤其是寒热的喜恶，口渴与不渴；面色的赤白，四肢的凉温，以及二便，舌象、脉象等方面更应细致观察（表2-2）。

表2-2　寒证与热证的鉴别要点

鉴别项目	寒证	热证
寒热	恶寒喜温	恶热喜凉
口渴	不渴	渴喜冷饮
大便	稀溏	秘结
小便	清长	短赤
舌象	舌淡苔白润	舌红苔黄
脉象	迟或紧	数

 四、寒证和热证的关系

寒证和热证虽有本质的不同，但又相互联系，它们既可以在同一病人身上同时出现，表现为寒热错杂的证候，又可以在一定的条件下互相转化，出现寒证化热、热证化寒。在疾病发展过程中，特别是危重阶段，有时还会出现假寒或假热的现象。

（一）寒热错杂

在同一病人身上同时出现寒证和热证，呈现寒热交错的现象，称为寒热错杂。寒热有上下寒热错杂和表里寒热借杂的不同。

1. 上下寒热错杂

患者身体上部与下部的寒热性质不同，称为上下寒热错杂。包括上寒下热和上热下寒两种情况。上下是一个相对的概念。如以膈为界，则胸为上，腹为下。而腹部本身上腹胃脘又为上，下腹膀胱、大小肠等又属下。

（1）上寒下热：患者在同一时间内，上部表现为寒，下部表现为热的证候。例如，胃脘冷痛，呕吐清涎，同时又兼见尿频、尿痛、小便短赤，此为寒在胃而热在膀胱之证候。此即中焦有寒，下焦有热，就其相对位置而言，中焦在下焦之上。所以属上寒下热的证型。

（2）上热下寒：患者在同一时间内，上部表现为热，下部表现为寒的证候。例如患者胸中有热，肠中有寒，既见胸中烦热咽痛口干的上热证，又见腹痛喜暖，大便稀溏的下寒证，就属上热下寒证。

2. 表里寒热错杂

患者表里同病而寒热性质不同，称为表里寒热错杂。包括表寒里热和表热里寒两种情况。

（1）表寒里热：患者表里同病，寒在表热在里的一种证候。常见于本有内热，又外感风寒，或外邪传里化热而表寒未解的病证。例如恶寒发热，无汗头痛身痛，气喘、烦躁、口渴，脉浮紧即是寒在表而热在里的证候。

（2）里寒表热：患者表里同病，表有热里有寒的一种证候。常见于素有里寒而复感风热；或表热证未解，误下以致脾胃阳气损伤的病证。如平素脾胃虚寒，又感风热，临床上既能见到发热，头痛、咳嗽、咽喉肿痛的表热证，又可见到大便溏泄，小便清长，四肢不温的里寒证。

寒热错杂的辨证，除了要辨别上下表里的部位之外，关键在于分清寒热的多少。寒多热少者，应以治寒为主，兼顾热证；热多寒少者，应以治热为主，兼顾寒证。

（二）寒热转化

1.寒证转化为热证

患者先有寒证，后来出现热证，热证出现后，寒证便渐渐消失，这就是寒证转化为热证。多因机体阳气偏盛，寒邪从阳化热所致，也可见于治疗不当，过服温燥药物的病人。例如感受寒邪，开始为表寒证，见恶寒发热，身病无汗，苔白，脉浮紧。病情进一步发展，寒邪入里热化，恶寒症状消退，而壮热，心烦口渴，苔黄，脉数等症状相继出现，这就表示其证候由表寒而转化为里热。

2.热证转化为寒证

患者先有热证，后来出现寒证，寒证出现后，热证便渐渐消失，就是热证转化为寒证。多因邪盛或正虚，正不胜邪，机能衰败所致；也见于误治、失治，损伤阳气的患者。这种转化可缓可急。如热痢日久，阳气日耗，转化为虚寒痢，这是缓慢转化的过程。如高热病人，由于大汗不止，阳从汗泄，或吐泻过度，阳随津脱，出现体温骤降，四肢厥冷，面色苍白，脉微欲绝的虚寒证（亡阳），这是急骤转化的过程。

寒热证的转化，反映邪正盛衰的情况。由寒证转化为热证，是人体正气尚盛，寒邪郁而化热；热证转化为寒证，多属邪盛正虚，正不胜邪。

（三）寒热真假

当寒证或热证发展到极点时，有时会出现与疾病本质相反的一些假象如"寒极似热""热极似寒"，即所谓真寒假热，真热假寒。这些假象常见于病情危笃的严重关头，如不细察，往往容易贻误生命。

1.真寒假热

是内有真寒，外见假热的证候。其产生机理是由于阴寒内盛格阳于外，阴阳寒热格拒而成，故又称"阴盛格阳"，阴盛于内，格阳于外，形成虚阳浮越阴极似阳的现象，其表现如身热，面色浮红，口渴，脉大等似属热证，但病人身虽热却反欲盖衣被，渴欲热饮而饮不多，面红时隐时显，浮嫩如妆，不像实热之满面通红，脉大却按之无力。同时还可见到四肢厥冷，下利清谷，小便清长，舌淡苔白等症状。所以，热象是假，阳虚寒盛才是疾病的本质。

2.真热假寒

是内有真热而外见假寒的证候。其产生机理，是由于阳热内盛，阳气闭郁于内，不能布达于四末而形成，或者阳盛于内，拒阴于外，故也称"阳盛格阴"。根据其阳热闭郁而致手足厥冷的特点，习惯上又把它叫"阳厥"或"热厥"。其内热愈盛则肢冷愈严重，即所谓"热深厥亦深"。其表现如，手足冷，脉沉等，似属寒证，但四肢冷而身热不恶寒反恶热，脉沉数而有力，更见烦渴喜冷饮，咽干、口臭、谵语、小便短赤，大便燥结或热痢下重，舌质红，苔黄而干等症。这种情况的手足厥冷，脉沉就是假寒的现象，而内热才是疾病的本质。

辨别寒热真假的要领，除了了解疾病的全过程外，还应从以下两个方面注意体察：

（1）假象的出现，多在四肢、皮肤和面色方面，而脏腑气血、津液等方面的内在表现则常常如实反映着疾病的本质，故辨证时应以里证、舌象、脉象等方面为主要依据。

（2）假象毕竟和真象不同，如假热之面赤，是面色㿠白而仅在颧颊上见浅红娇嫩之色，时隐时现，而真热的面红却是满面通红。假寒常表现为四肢厥冷，而胸腹部却是大热，按之灼手，或周身寒冷而反不欲近衣被，而真寒则是身蜷卧，欲得衣被。

知识链接

《景岳全书》提出试寒热法："假寒误服热药，假热误服寒药等证，但以冷水少试之。假热者必不喜水，即有喜者，或服后见呕，便当以温热药解之；假寒者必多喜水，或服后反快而无所逆者，便当以寒凉药解之"。

五、寒热与表里的关系

寒证、热证与表里相互联系。可形成多种证候，除上述表寒里热、表热里寒外，尚有表寒证、表热证、里寒证、里热证。兹分述如下：

（一）表寒证

是寒邪侵袭肌表所致的一种病证。

【临床表现】恶寒重，发热轻，头身疼痛，无汗，苔薄白润，脉浮紧。

【证候分析】寒邪袭表，卫阳受伤，不能温煦肌表而恶寒，正与邪争，阳气被遏则发热，寒为阴邪，故恶寒重而发热轻。寒邪凝滞经脉，经气不利则头身疼痛。寒邪收敛，腠理闭塞故无汗，脉浮紧是寒邪束表之象，表寒证是表证之一种，特点为恶寒重，发热轻，无汗，脉浮而紧。

（二）表热证

是热邪侵袭肌表所致的一种病证。

【临床表现】发热，微恶风寒，头痛，口干，微渴，或有汗，舌边尖红赤，脉浮数。

【证候分析】热邪犯表，卫气被郁，故发热恶寒。热为阳邪，故发热重而恶寒轻且伴口干微渴。热性升散，腠理疏松则汗出，热邪上扰则头痛。舌边尖红赤，脉浮数均为温热在表之证。

表热证也是表证之一种，特点是发热重恶寒轻，常有汗，脉浮而数。

（三）里寒证

是寒邪内侵脏腑或阳气虚衰的病症。

【临床表现】形寒肢冷，面色㿠白，口淡不渴，或渴喜热饮，静而少言，小便清长，大便稀溏，舌质淡，苔白润，脉沉迟。

【证候分析】寒邪内侵脏腑损伤阳气，或脏腑机能减退，阳气虚衰，均不能温煦形体，故形寒肢冷，面色㿠白。阴寒内盛，津液不伤，故口淡不渴喜热饮。寒属阴主静，故静而少言。尿清便溏，舌淡苔白润，脉沉迟，均为里寒之证。

（四）里热证

是热邪内侵脏腑或阴液亏损致虚热内生的病证。

【临床表现】面红身热，口渴，喜饮冷水，烦躁多言，小便短赤，大便干结，舌质红，黄苔，脉数。

【证候分析】里热亢盛，蒸腾于外，故见面红身热，热伤津液，故口渴喜冷饮。热属阳，阳主动，故躁动不安而多言。热伤津液，故小便黄赤。肠热液亏，传导失司，故大便干结。舌红苔黄脉数，均为里热之证。

第三节　虚实

虚实是辨别邪正盛衰的两个纲领。虚指正气不足；实指邪气盛实。虚证反映人体正气虚弱而邪气也不太盛。实证反映邪气太盛，而正气尚未虚衰，邪正相争剧烈。虚实辨证，可以掌握病者邪正盛衰的情况，为治疗提供依据，实证宜攻，虚证宜补。只有辨证准确，才能攻补适宜，免犯虚虚实实之误。

《素问·通评虚实论》："邪气盛则实，精气夺则虚"。《景岳全书·传忠录》："实，言邪气实，则当泻；虚，言正气虚，则当补"。《通俗伤寒论》："论气血，气有盛衰，盛则为实，衰则为虚，血有亏瘀，亏则为虚，瘀则为实"。

知识链接

"精气夺则虚"《灵枢》中有"五夺"

"形肉已脱是一夺也；大夺血之后，是二夺也；大汗出之后，是三夺也；大泄之后，是四夺也；新产及大血之后，是五夺也。"

《灵枢·本神》指出"五脏虚证"。

"肝气虚则恐，脾气虚则四肢不用，心气虚则悲，肺气虚则鼻塞不利少气，肾气虚则厥"。

一、虚证

虚证是对人体正气虚弱各种临床表现的病理概括。虚证的形成，有先天不足，后天失养和疾病耗损等多种原因。

由于虚证的临床表现相当复杂。在此，仅介绍一些共同的、有规律性的表现。

【临床表现】各种虚证的表现极不一致，很难全面概括，常见有的：面色淡白或萎黄，精神萎靡、身疲乏力，心悸气短，形寒肢冷，自汗，大便滑脱，小便失禁，舌淡胖嫩，脉虚沉迟，或为五心烦热，消瘦颧红，口咽干燥，盗汗潮热，舌红少苔，脉虚红数。

【证候分析】虚证病机主要表现在伤阴或伤阳两个方面。若伤阳者，以阳气虚的表现为主。由于阳失温运与固摄无权，所以见面色淡白，形寒肢冷，神疲乏力，心悸气短，大便滑脱，小便失禁等现象。若伤阴者，以阴精亏损的表现为主。由于阴不制阳，失去濡养、滋润的功能，故手足心热，心烦心悸，面色萎黄或颧红，潮热盗汗现象。阳虚则阴寒盛，故舌胖嫩，脉虚沉迟；阴虚则阳偏亢，故舌红干少苔，脉细数。

二、实证

实证是对人体感受外邪，或体内病理产物堆积而产生的各种临床表现的病理概括。实证的成因有两个方面：一是外邪侵入人体，一是脏腑功能失调以致痰饮、水湿、瘀血等病理产物停积于体内所致。随着外邪性质的差异，致病之病理产物的不同，而有各自不同的症候表现。

由于实证的表现也是多种多样的，所以也只介绍一些共同的、带一般性的问题。

【临床表现】由于病因不同，实证的表现亦极不一致，而常见的表现为：发热，腹胀痛拒按，胸闷，烦躁，甚至神昏谵语，呼吸气粗，痰涎壅盛，大便秘结，或下利，里急后重，小便不利，淋沥涩痛，脉实有力，舌质苍老，舌苔厚腻。

【证候分析】邪气过盛，正气与之抗争，阳热亢盛，故发热，实邪扰心，或蒙蔽心神，故烦躁甚则神昏谵语；邪阻于肺，则宣降失常而胸闷，喘息气粗。痰盛者尚可见痰声漉漉。

实邪积肠胃则腑气不通，大便秘结，腹胀满痛拒按。湿热下攻，可见下痢里急后重，水湿内停，气化不得，所以小便不利。湿热下注膀胱，致小便淋漓涩痛。邪正相争，搏击于血脉，故脉盛有力。湿热蒸腾则舌苔多见厚腻。

三、虚证和实证的鉴别

虚证与实证的证候表现已分别介绍如上，但从临床来看，有一些症状，可出现于实证，也可见于虚证。例如，腹痛，虚证实证均可发生。因此，要鉴别虚实，必须四诊合参，通过望形体，舌象，闻声息，问起病，按胸腹，脉象等多方面进行综合分析。一般说来，虚证必身体虚弱，实证多身体粗壮。虚证者声息低微，实证者声高息粗。久病多虚，暴病多实。舌质淡嫩，脉象无力为虚；舌质苍老，脉象有力为实(表2-3)。

表 2-3　虚证与实证的鉴别要点

鉴别项目	虚证	实证
病程	长(久病)	短(新病)
声息	声低息微	声高气粗
疼痛	喜按	拒按
发热	五心烦热	壮热
恶寒	畏寒	恶寒,添衣加被不减
舌象	质嫩,苔少或无苔	质老,苔厚腻
脉象	无力	有力

四、虚证和实证的关系

疾病是一个复杂的发展过程,由于体质、治疗、护理等诸因素的影响,虚证与实证常发生虚实错杂、虚实转化、虚实真假等证候表现。若不加以细察,容易误诊。分述如下:

(一)虚实错杂

凡虚证中夹有实证,实证中夹有虚证,以及虚实齐见的,都是虚实错杂证。例如表虚里实,表实里虚,上虚下实,上实下虚等。虚实错杂的证候,由于虚和实错杂互见,所以在治疗上便有攻补兼施法。但在攻补兼施中还要分别虚实的孰多孰少,因而用药就有轻重主次之分。虚实错杂中根据虚实的多少有实证夹虚,虚证夹实,虚实并重三种情况。

1. 实证夹虚

此证常发生于实证过程中正气受损的患者,亦可见于原来体虚而新感外邪的病人。它的特点是以实邪为主,正虚为次。例如《伤寒论》的白虎加人参汤证,本来是阳明经热盛,证见壮热、口渴、汗出、脉洪大。由于热炽伤及气阴,又出现口燥渴,心烦,背微恶寒等气阴两伤的症状,这就是邪实夹虚。治疗以白虎攻邪为主,再加人参兼扶正气。

2. 虚证夹实

此证往往见于实证深重,拖延日久,正气大伤、余邪未尽的病人;亦可见于素体大虚,复感邪气的患者。其特点是以正虚为主,实邪为次。例如春温病的肾阴亏损证,出现在温病的晚期,是邪热动烁肝肾之阴而呈现邪少虚多的证候。症见低热不退,口干,舌质干绛,此时治法以滋阴养液,扶正为主,兼清余热。

3. 虚实并重

此证见于以下两种情况:一是原为严重的实证,迁延时日,正气大伤,而实现邪未减者;二是原来正气甚弱,又感受较重邪气的病人。他们的特点是正虚与邪实均十分明显,病情比较沉重。例如小儿疳积,大便泄泻,贪食不厌,苔厚浊,脉细稍弦。病起于饮食积滞,损伤脾胃,虚实并见,治应消食化积与健脾同用。

(二)虚实转化

疾病的发展过程往往是邪正斗争的过程,邪正斗争在证候上的反映,主要表现为虚实的变化。在疾病过程中，有些本来是实证，由于病邪久留，损伤正气，而转为虚证；有些由于正虚，脏腑功能失常，而致痰、食、血、水等凝结阻滞为患，成为因虚致实证。例如高热、口渴汗出、脉洪大之实热证，因治疗不当，日久不愈，可导致津气耗伤，而见肌肉消瘦，面色枯白，不欲饮食，虚羸少气，舌苔光剥，脉细无力等，证已由实转虚，又如病本心脾气虚，常见心悸、短气，久治未愈，突然心痛不止，这是气虚血滞引致心脉瘀阻之证，虚证已转变为实证，治当活血去瘀止痛。

(三)虚实真假

虚证和实证，有真假疑似之分，辨证时要从错杂的证候中，辨别真假，以去伪存真，才不致犯"虚虚实实"之戒。辨虚实之真假与虚实之错杂证绝不相同，应注意审察鉴别(表2-4)。

1. 真实假虚

指疾病本身属实证，但又出现一些似乎是虚的现象。如热结肠胃，痰食壅滞，大积大聚之实证，却见神情沉静，身寒肢冷，脉沉伏或迟涩等症脉。若仔细辨别则可以发现，神情虽沉静，但语出则声高气粗；脉虽沉伏或迟涩，但按之有力；虽然形寒肢冷，但胸腹久按灼手。导致这类似虚之症。其原因并不是病体虚弱，而是实邪阻滞经络，气血不能外达之故，因此称这类症脉为假象，古称之为"大实有羸状"。此时治疗仍然应专力攻邪。

2. 真虚假实

指疾病本质属虚证，但又出现一些似乎是实的现象。如素体脾虚、运化无力，因而出现腹部胀满而痛，脉弦等症脉。若仔细辨别可以发现，腹部胀满，即有时减轻，不似实证的常满不减；虽有腹痛，但喜按；脉虽弦，但重按则无力。导致这类似实之症脉的原因并不是实邪，而是身体虚弱的结果，故亦稳定之为假象。古人所谓"至虚有盛候"，就是指此而言。治疗应用补法。

虚实真假的鉴别，可概括为以下四点，作为辨别虚实真假的要点，指导临床辨证。

(1)脉象的有力无力，有神无神，浮候如何，沉候如何。

(2)舌质的胖嫩与苍老。

(3)言语发声的亢亮与低怯。

(4)病人体质的强弱，发病的原因，病的新久，以及治疗经过如何。

表2-4　虚实真假的辨别要点

真热假寒 阳盛格阴	胸腹灼热、四肢厥冷
真寒假热 阴盛格阳	胸腹无灼热，面色浮红如妆
真实假虚 "大实有羸状"	神情默默，倦怠懒言，脉沉细而按之有力
真虚假实 "至虚有盛候"	胀满、二便不通，脉虚弱

五、虚实与表里寒热的关系

虚实常通过表里寒热几个方面反映出来，形成多种证候，临床常见的有表虚、表实、里虚、里实、虚热、实热、虚寒、实寒等类。

(一)表虚证

表虚证有两种，一是指感受风邪而致的表证，以恶风、自汗为特征，为外感表虚。二是肺脾气虚，卫气不能固秘，肌表疏松，经常自汗，易被外邪侵袭的表虚者，属内伤表虚。

【临床表现】外感表虚：头痛、项强、发热、汗出、恶风、脉浮缓。

内伤表虚：平时常自汗出，容易感冒，兼有面色淡白，短气，动则气喘，怠倦乏力，纳少便溏，舌淡苔白，脉细弱等气虚表现。

【证候分析】表证之表虚证，是感受风邪所致的一种表证，由于风邪外束于太阳经，所以头痛，项强；正气卫外，阳气浮盛而发热；肌腠疏，玄府不固，故汗出恶风；风邪在表，故脉浮缓。

里证之表虚证，主要因肺脾气虚。肺主皮毛，脾主肌肉，其气虚则肌表疏松，卫气不固，而自汗出。卫外力差，故常常感冒。肺脾气虚，必见气虚的一般表现，如面色淡白，短气，动则气喘，怠倦乏力，纳少便溏，舌淡白，脉细弱等。

(二)表实证

表实证是寒邪侵袭肌表所致的一种证候。

【临床表现】发热恶寒，头身疼痛，无汗，脉浮紧。

【证候分析】感受外邪，阳气向上向外抗邪，便出现发热，邪客于肌表，阻遏卫气的正常宣发，肌表得不到正常的温煦而恶寒。邪阻经络，气血流行不畅而致头身疼痛。寒主收引，营气不能通于表，玄府不通，则无汗。脉象浮紧，是寒邪束表之证。

(三)里虚证

里虚证的内容也较多，各脏腑经络，阴阳气血亏损，都属里虚证的范围，将于以后各有关章节阐述。里虚证若按其寒热划分，则可分为虚寒证、虚热证两类。详见于后。

(四)里实证

里实证包括的内容也较多，不但有各脏腑经络之分，而且还有各种不同邪气之别。许多具体证型将在以后的各篇辨证中介绍，里实证若按寒热划分，亦可分为实寒证、实热证两大类。详见于后。

(五)虚寒证

虚寒证是由于体内阳气虚衰所致的一种证候。

【临床表现】精神不振，面色淡白，畏寒肢冷，腹痛喜温喜按，大便溏薄，小便清长，少气乏力，舌质淡嫩，脉微沉迟无力。

【证候分析】本证的病机是阳气衰虚。阳气推动和气化功能不足，则精神不振，面色淡白，少气乏力，舌质淡嫩，脉微或沉迟无力。阳气温煦不足，则畏寒肢冷，腹痛喜温，大便溏薄，小便清长。

（六）虚热证

虚热证是由于体内阴液亏虚所致的一种证候。

【临床表现】两颧红赤，形体消瘦，潮热盗汗，五心烦热，咽干口燥，舌红少苔，脉细数。

【证候分析】人体阴液耗损，故人渐消瘦；阴虚，则不能制阳，虚火内扰故心烦，手足心热，潮热盗汗。虚火上升，则见两颧红赤，咽干口燥，舌红少苔。阴血不足故脉细，内有虚热，故脉细兼数。

（七）寒实证

寒实证是寒邪（阴邪）侵袭人体所致的一种证候。

【临床表现】畏寒喜暖，面色苍白，四肢欠温，腹痛拒按，肠鸣腹泻，或痰鸣喘嗽，口淡多涎，小便清长，舌苔白润，脉迟或紧。

【证候分析】寒邪客于体内，阻遏阳气，故畏寒喜暖，四肢不温，阴寒凝聚，经脉不通，不通则痛，故见腹痛拒按，阳气不能上荣于面，则面色苍白，寒邪困扰中阳，运化失职，故肠鸣腹泻。若为寒邪客肺，则痰鸣喘嗽。口淡多涎，小便清长，舌苔白润，皆为阴寒之证。

脉迟或紧，是寒凝血行迟滞的现象。

（八）实热证

阳热之邪侵袭人体，由表入里所致的实证热证。

【临床表现】壮热喜凉，口渴饮冷，面红目赤，烦躁或神错谵语，腹胀满痛拒按，大便秘结，小便短赤，舌红苔黄而干，脉洪滑数实。

【证候分析】热邪内盛，故身见壮热喜凉；火热上炎，而面红目赤；热扰心神，轻者烦躁，重者神昏谵语；热结胃肠，则腹胀满痛拒按，大便秘结；热伤阴液，则小便短赤，口喜冷饮，引水自救；舌红苔黄为热邪之证，舌干说明津液受伤；热为阳邪，鼓动血脉，所以脉象洪滑数实。

第四节　阴阳

知识链接

"善诊者，察色按脉，先别阴阳"（《素问·阴阳应象大论》）。

"阴阳无谬，治焉有差？医道虽繁，而可一言以蔽之者，曰阴阳而已"（《景岳全书》）。

阴阳是八纲辨证的总纲。在诊断上，可根据临床上证候表现的病理性质，将一切疾病分为阴阳两个主要方面。阴阳，实际上是八纲的总纲，它可概括其他六个方面的内容，即表、热、实属阳；里、寒、虚属阴。故有人称八纲为"二纲六要"。

在临床上，由于表里寒热虚实之间有时是相互联系交织在一起的，不能截然划分。因此, 阴证和阳证之间有时也不是截然分开的, 往往出现阴中有阳, 阳中有阴的复杂证候。如上面几节所说的表里同病, 寒热错杂, 虚实夹杂等证型就属这类情况。

一、阴证和阳证

(一) 阴证

凡符合"阴"的一般属性的证候, 称为阴证。如里证、寒证、虚证概属阴证范围。

【临床表现】不同的疾病, 所表现的阴性证候不尽相同, 各有侧重, 一般常见为: 面色暗淡, 精神萎靡, 身重蜷卧, 形寒肢冷, 倦怠无力, 语声低怯, 纳差, 口淡不渴, 大便稀溏, 小便清长。舌淡胖嫩, 脉沉迟, 或弱或细涩。

【证候分析】精神萎靡, 乏力, 声低是虚证的表现。形寒肢冷, 口淡不渴, 大便溏, 小便清长是里寒的表现。舌淡胖嫩, 脉沉迟, 弱细涩均为虚寒舌脉。

(二) 阳证

凡符合"阳"的一般属性的证, 称为阳证。如表证、热证、实证概属于阳证范围。

【临床表现】不同的疾病表现的阳性证候也不尽相同。一般常见的有: 面色红赤, 恶寒发热, 肌肤灼热, 神烦, 躁动不安, 语声粗浊或骂詈无常, 呼吸气粗, 喘促痰鸣, 口干渴饮, 大便秘结, 奇臭, 小便涩痛, 短赤, 舌质红绛, 苔黄黑生芒刺, 脉象浮数, 洪大, 滑实。

【证候分析】阳证是表证、热证、实证的归纳。恶寒发热并见表证的特征。面色红赤, 神烦躁动, 肌肤灼热, 口干渴饮为热证的表现。语声粗浊, 呼吸气粗, 喘促痰鸣, 大便秘结等, 又是实证的表现。舌质红绛, 苔黄黑起刺, 脉洪大数滑实均为实热之证。

(三) 阴证和阳证的鉴别

阴证和阳证的鉴别, 按四诊对照如下:

1. 阴证

1) 望诊: 面色苍白或暗淡, 身重蜷卧, 倦怠无力, 萎靡不振, 舌质淡而胖嫩, 舌苔润滑。

2) 闻诊: 语声低微, 静而少言, 呼吸怯弱, 气短。

3) 问诊: 大便气腥臭, 饮食减少, 口中无味, 不烦不渴, 或喜热饮, 小便清长短少。

4) 切诊: 腹痛喜按, 身寒足冷, 脉象沉微细涩, 弱迟无力。

2. 阳证

1) 望诊: 面色潮红或通红, 喜凉, 狂躁不安, 口唇燥裂, 舌质红绛, 苔色黄或老黄, 甚则燥裂, 或黑而生芒刺。

2) 闻诊: 语声壮厉, 烦而多言, 呼吸气粗, 喘促痰鸣, 狂言叫骂。

3) 问诊: 大便或硬或秘, 或有奇臭, 恶食, 口干, 烦渴引饮, 小便短赤。

4) 切诊: 腹痛拒按, 身热足暖, 脉象浮洪数大滑实而有力。

阴阳消长是相对的, 阳盛则阴衰, 阴盛则阳衰。如诊得脉象洪大, 舌红苔燥, 兼见口渴、壮热等, 便可知阳盛阴衰。如诊得脉象沉迟, 舌白苔润, 兼见腹痛, 下利等证, 便可知其阴盛阳衰。此外, 阴阳错综复杂的变化, 具体表现于表里寒热虚实等六纲中, 已以前面各节述及, 不再重复。

二、真阴不足与真阳不足

阴虚证也叫虚热证，阳虚证也叫虚寒证，前面已详述。肾为人体阴阳之根本，当阴阳虚日久，或久病，会耗伤肾阴肾阳而致肾阴不足或肾阳不足之证，即真阴不足、真阳不足。

(一)真阴不足

【临床表现】虚火时炎，面白颧赤，唇若涂丹，口燥，咽干心烦，手足心热，头晕眼花，耳鸣，腰腿酸软无力，骨蒸盗汗，发梦遗精，大便秘结，小便短少，及脉细数无力，舌红干少苔。

【证候分析】病程日久，损伤阴精，累及真阴，阴不制阳，致虚火上炎，出现阴虚之症，故见面白颧赤，唇红，口燥，五心烦热，盗汗便秘，尿少，舌红干少苔，脉细数无力。同时由于病已伤及肾阴，故出现肾机能异常的症状。如肾生髓、主骨的功能失常，见头晕、眼花、腰腿酸软无力，骨蒸；耳失肾阴濡养则耳鸣如蝉，肾主生殖，虚热内扰精室，故发梦遗精。

(二)真阳不足(肾阳不足)

【临床表现】面色㿠白，形寒肢冷，唇舌色淡，口淡多涎，喘咳身肿，自汗，头眩，不欲食，腹大胫肿，大便溏薄或五更泄泻，阳痿早泄、精冷不育，或宫冷不孕，舌淡胖嫩，苔白滑，脉沉迟无力。

【证候分析】病程日久，损伤阳气，累及真阳，阳不制阴，致阴寒内盛，出现阳虚之症，故见面色㿠白，形寒肢冷，唇舌色淡，口淡多涎，自汗，不欲食，舌淡胖嫩，苔白滑，脉沉迟无力。同时由于病已伤及肾中之阳，故出现肾机能异常的症状。如肾主纳气、主水的功能失常，则喘咳身肿，腹大胫肿。肾主生殖功能失常，则阳痿早泄，精冷不育，宫冷不孕；肾虚火衰，主二便的功能失常则五更泄泻。

三、亡阴与亡阳

亡阴亡阳是疾病的危险证候，辨证一差，或救治稍迟，死亡立见，亡阴与亡阳是两个性质不同的病证，亡阴的根本原因是机体内大量脱失津液，从而导致亡阴。亡阳的主要病因是阳气亡脱。因为气可随液脱，可随血脱，所以亡阳也常见于汗、吐、下太过以及大出血之后，同时，许多疾病的危笃阶段也可出现亡阳。由于阴阳是依存互根的，所以亡阴可导致亡阳，而亡阳也可以致使阴液耗损。在临床上，宜分亡阴、亡阳之主次，及时救治。

(一)亡阴

【临床表现】身热肢暖，烦躁不安，口渴咽干，唇干舌燥，肌肤皱瘪，小便极少，舌红干，脉细数无力。通常还以大汗淋漓主亡阴的特征，其汗温、咸而稀(吐、下之亡阴，有时可无大汗出)。

【证候分析】阴液耗竭，失去濡润之功。故口渴咽干，唇干舌燥，肌肤皱瘪。津液化原告竭，故小便极少。阴虚则内热，故身热肢暖。虚热上犹则烦躁不安。舌红干，脉细数无力为津枯虚热之象。大汗淋漓多发生于原来为热病之患者，热邪逼迫则汗液外泄。也可见于治疗不当，发汗太过的病人。此时，大汗出既是亡阴之因，又是亡阴之症。

(二)亡阳

【临术表现】大汗出、汗冷、味淡微黏、身凉恶寒、四肝厥冷、蜷卧神疲,口淡不渴,或喜热饮,舌淡白润,脉微欲绝。

【证候分析】亡阳发生在各种原因所致的阳气虚弱以致亡脱的阶段。阳虚固摄无权,故腠理开而汗大出,汗冷,味淡微黏,此乃亡阳的必备症状。阳虚则寒,故身凉恶寒、四肢厥冷。

人体机能活动低下,则见蜷卧神疲。口淡,舌淡白,脉微欲绝均为阳微虚寒之征(证)。

表 2-5 亡阴、亡阳证的鉴别

鉴别点	亡阴	亡阳
汗	汗热,味咸,黏稠	汗冷,味淡,微黏
四肢	温和	厥冷
舌象	红干	白润
脉象	细数无力	微细欲绝
其他	身热,烦躁不安,口渴,喜冷饮	身冷,蜷卧神疲,口淡,喜热饮

表 2-6 八纲辨证总结

辨证	临床表现
表证	发热恶寒同时并见
里证	脏腑病变表现
半表半里证	寒热往来
寒证	寒冷、清稀、白、脉紧或迟
热证	热、红、黄、数
虚证	久病、痛喜按、舌少苔或无苔,脉无力
实证	新病、痛拒按、舌苔厚腻,脉有力
阴证	里证、寒证、虚证
阳证	表证、热证、实证

考点提示 ▶ 八钢辨证的临床意义。

练习题

(赵丽)

第三章

其他辨证

学习目标

1. 掌握病性及病性辨证的概念、意义。

2. 掌握风淫证、寒淫证、暑淫证、湿淫证、燥淫证、火热证的概念、临床表现、证候分析。

3. 熟悉阳虚证、阴虚证、亡阳证、亡阴证的概念、临床表现、证候分析。

4. 熟悉气病证候、血病证候、气血同病证候的分类，各证的概念、临床表现、证候分析。

5. 熟悉痰证、饮证、水停证、津液亏虚证的概念、临床表现、证候分析。

6. 了解各辨证之间的相互关系。

病案分析

薛某，男，38 岁，军人。患者于抗洪抢险中突然昏倒，发热，汗出不止。经抢救神识已清，但觉口渴，疲乏，尿黄，舌红，脉虚数。

【要求】①病情分析；②提出证名。

参考答案：

①证中，因在夏令时劳作过久，暑热炎蒸，暑闭心神，引动肝风，故见突然昏倒；暑性炎热升散，灼气伤津，顾发热，汗出不止；虽神识已清，但精液为炎热所伤，故口渴，尿黄；暑病汗多，气随汗泄，故疲乏而脉虚数；②辨为暑淫证。

辨证，就是分析、辨认疾病的证候。中医学中的"症""证""病"的概念是不同的，但三者之间又有着密切联系。所谓"症"，是指疾病的单个症状，以及舌象、脉象等体征。如发热、畏寒、口苦、胸闷、便溏、苔黄、脉弦等。"证"，是指证候，即疾病发展过程中，某一阶段所出现若干症状的概括。例如，感冒病人有风寒证、风热证的不同，所谓"风寒证"是以病人出现恶寒发热、无汗、头身疼痛、舌苔薄白、脉浮紧，或鼻塞流清涕、咳嗽等症状的概括。它表示疾病在这一阶段的病因是感受风寒之邪，病位在表，病性属寒，邪正力量的对比处于邪盛正未衰的局面等。由此可见，症是疾病的现象，证则反映疾病的本质。病是对疾病全过程特点与规律的概括。辨证是以脏腑、经络、病因、病机等基本理论为依据，通过对望、闻、问、切所获得的一系列症状，进行综合分析，辨明其病变部位、性质和邪正盛衰，从而作出诊断的过程。而临床上根据疾病的主要表现和特征，来确定疾病名的过程则称为辨病。

综上所述，"病"与"证"的确定，都是以症状为依据的。一病可以出现多证，一证可见于多病之中。因此，临床上必须辨证与辨病相结合，才能使诊断更加全面，准确。

历代医家通过长期临床实践，逐渐发展形成病因辨证、气血津液辨证、经络辨证、脏腑辨证、六经辨证、卫气营血辨证、三焦辨证等。这些辨证方法，虽有各自的特点和侧重，但在临床应用中是可以相互联系，互相补充的。其中病因辨证是着重从病因角度去辨别证候，是外感病辨证的基础。脏腑辨证主要应用于杂病，是各种辨证的基础。六经、卫气营血和三焦辨证，主要是运用于外感热病。经络辨证与气血津液辨证，是与脏腑辨证密切相关，相互补充的一种辨证方法。

第一节　病因辨证

病因辨证是以中医病因理论为依据，通过对临床资料的分析，识别疾病属于何种因素所致的一种辨证方法。

病因辨证的主要内容，概括起来可分为六淫疫疠、七情、饮食劳逸以及外伤四个方面，其中六淫、疫疠属外感性病因，为人体感受自然界的致病因素而患病。七情为内伤性病因，常使气机失调而致病。饮食劳逸则是通过影响脏腑功能，使人生病。外伤属于人体受到外力损害出现的病变。

一、六淫、疫疠证候

六淫包括风、寒、暑、湿、燥、火六种外来的致病邪气。六淫的致病特点：一是与季节和居住环境有关，如夏季炎热，患暑病的人多；久居潮湿之地，易感受湿邪；二是六淫属外邪，多经口鼻、皮毛侵入人体，病初常见表证；三是六淫常相合致病，而在疾病发展过程中，又常常相互影响或转化。

疫疠为自然界一种特殊的病邪，其致病具有传染性强，并迅速蔓延流行的特点。

（一）风淫证候

风证，是指因感受风邪而引起的一类病证。因风为百病之长，其性轻扬开泄，善行数变，故具有发病急、消退快、游走不定的特点。

知识拓展▶为百病之长，善行数，其性开泄。

【临床表现】发热恶风，头痛，汗出，咳嗽，鼻塞流涕。苔薄白、脉浮缓，或肢体颜面麻木不仁，口眼歪斜，或颈项强直，四肢抽搐，或皮肤瘙痒。

【证候分析】风邪袭表，伤人卫气，使腠理开合失常，故见发热恶风、头痛、汗出。风邪犯肺，肺气失宣，故见咳嗽、鼻塞流涕。脉浮缓、苔薄白，为风邪犯卫之证候。风邪侵袭经络，经气阻滞不通则见麻木，口眼歪斜，强直，抽搐。风邪搏于皮肤，故见皮肤瘙痒。

> **知识拓展** ▶ 《诸病源候论》："此由游风在于皮肤，逢寒则身体疼痛，遇热则瘙痒""汗出当风，风气搏于肌肉与热气并，则生痒疹，状如麻豆，甚者渐大，搔之成疮"。

(二)寒淫证候

寒证，是指因感受寒邪引起的一类病证。因寒为阴邪，其性清冷，凝滞收引，故易伤人阳气，阻碍气血运行。

> **知识拓展** ▶ 寒为阴邪，易伤阳气寒主收引，寒性凝滞。

【临床表现】恶寒发热，无汗，头痛，身痛，喘咳，鼻塞，苔白薄，脉浮紧。或手足拘急，四肢厥冷，脉微欲绝；或腹痛肠鸣，泄泻，呕吐等。

【证候分析】寒邪束表，清冷收引，腠理闭塞，卫阳之气被遏而不得宣发，故见发热恶寒，无汗；寒邪郁于经脉，则头痛，身痛；肺合皮毛，皮毛受邪，内舍于肺，肺气失宣降，故喘咳，鼻塞；脉浮紧，苔白薄，乃寒袭于表的征象。若寒邪郁结于经脉、阳气损伤，壅遏气机，则手足拘急；寒邪凝结，阳气不达四肢，则四肢厥冷；寒凝，气失温煦，筋脉收缩，而脉微欲绝。若寒中于里，损及脾胃之阳，升降失常，运化不利，则见腹痛，肠鸣，呕吐，泄泻。

(三)暑淫证候

暑证，是指夏季感受暑邪所致的一类病证。因暑性炎热升散，故为病必见热象，最易耗气伤津，且暑多挟湿，常与湿邪相混成病。

> **知识拓展** ▶ 暑性炎热，升散；最易伤津耗气；暑多挟湿。

【临床表现】伤暑，感热，汗出，口渴，疲乏，尿黄，舌红，苔白或黄，脉象虚数。中暑，发热，卒然昏倒，汗出不止，口渴，气急，甚或昏迷惊厥，舌降干燥，脉濡数。

【证候分析】伤暑，为感受暑，湿之邪，汗出过多，耗伤津气所致。暑性炎热，蒸腾津液，则恶热，汗多而口渴，尿黄；暑病汗多，气随汗泄，故疲乏而脉虚数；暑挟湿邪，湿泛上焦，故苔白或黄。至于中暑，则是人在夏令烈日之下劳动过久，暑热炎蒸，上扰清窍，内灼神明，因而卒然昏倒。暑热之热，灼气伤津，故发热，口渴，汗出，气急；暑热扶湿，蒙蔽清窍，内陷心色，则神昏；暑热伤津耗气，肝风内动，阳气不达四肢，则惊厥；暑热炽甚，营阴受灼，舌绛干燥，脉濡数。

(四)湿淫证候

湿证，是指感受湿邪所致的一类病证。因湿性重着，黏滞，易阻碍气机，损伤阳气，故其病变常缠绵留着，不易速去。

【临床表现】伤湿，则头胀而痛，胸前作闷，口不作渴，身重而痛，发热体倦，小便清长，舌苔白滑，脉濡或缓。冒湿，则首如裹，遍体不舒，四肢懈怠，脉来濡弱，湿伤关节，则关节酸痛重着，屈伸不利。

【证候分析】伤湿，是湿邪犯表，发于多雨季节外感病初期，亦称表湿证。湿性重着黏滞，阻碍气机，清阳失宣，故见头胀而痛，胸前作闷，体倦，身重而痛等症状。湿邪与卫气相争，故发热，汗出而热不退。湿为阴邪，不伤津液，故口不渴。小便清长，舌苔白滑，脉濡或缓，是湿邪为患之证。

冒湿则是冒犯雾露，或感受湿邪，阳气被遏所致，湿在头部，清阳被困，则头重如裹。

湿邪弥漫全身，阳气不得敷布，则遍体不舒。四肢懈怠，脉来濡弱，亦为湿邪困遏之征。湿邪侵入关节，气血不畅，故酸痛，湿性重滞，故感受重着，临床称之为"着痹"。

知识链接

　　盛夏时，丰赴西乡疗病，路过石梁村口，见一人奄然昏倒于道旁，遂停与诊。脉之两手洪大，其为暑热所中者昭然。即以通关散吹鼻，似欲喷嚏而不得，令人揪之，又令人入村采蒜取汁，频频灌之，连得喷嚏，少时苏醒。求赐一方，遂用六和汤去参、术、厚朴、加滑石、通草、属服三帖，数日后，登门致谢。

《时病论》

（五）燥淫证候

　　燥证，是指感受燥邪所致的一类病证。燥性干燥，容易伤津液，临床有凉燥与温燥之分。

知识拓展▶ 燥易伤肺；干燥；易伤津液；

　　【临床表现】凉燥，恶寒重，发热轻，头痛，无汗，咳嗽，喉痒，鼻塞，舌白而干，脉象浮，温燥，身热，微恶风寒，头痛少汗，口渴心烦，干咳痰少，甚或痰中带血，皮肤及鼻咽干燥，舌干苔黄，脉象浮数。

　　【证候分析】凉燥多因深秋气候转凉，燥邪与寒邪合而致病。燥寒袭于肺卫，故见恶寒重、发热轻、头痛、无汗等类似外感风寒表证的现象，又见咳嗽、鼻塞、咽痒舌干，脉象浮等肺燥的证候。温燥则是秋初气候尚热，炎暑未消气候干燥，燥热迫于肺里，灼伤津液，故见发热、微恶风寒、头痛、少汗等类似风热表证的现象，又见干咳、痰黏量少，皮肤及咽干燥，口渴心烦等燥热伤津的症状。舌干苔黄，脉浮而数，均为燥热之证。

（六）火淫征候

　　火证，是指广义火热病邪所致的一类病证。因火热之邪，其性燔灼急迫，为病常见全身或局部有显著热象，容易耗伤阴津，使筋脉失于滋润而动风，亦可迫血妄行而出血。

知识拓展▶ 火为阳邪，易耗伤阴液；易迫血妄行；

　　【临床表现】壮热，口渴，面红目赤，心烦，汗出，或烦躁谵妄，衄血，吐血，斑疹，或躁扰发狂，或见痈脓，舌质红绛，脉象洪数或细数。

　　【证候分析】火热之邪侵入气分，则见壮热、口渴、面红目赤、脉洪数。若邪气在气分不解，进入营血，耗血动血，逼血妄行，则吐血、衄血、发斑、发疹。火热壅盛，心肝受灼，则躁扰发狂。火毒壅于血肉之间，积聚不散，则肉腐血败而见痈脓。舌红绛，脉数，是火热深入营血之证候。

表 2-7　六淫辨证要点总结

风淫证	外感风邪、风疹、中风、行痹、风水水肿 恶风寒，微发热，汗出，脉浮缓；突发皮肤瘙痒、丘疹；肌肤麻木、口眼㖞斜；肢关节游走作痛；新起面睑、肢体浮肿
寒淫证	寒冷、清稀、白、脉紧 恶寒重，或发热，无汗，脉浮紧；咳稀白痰；肢体厥冷、局部拘急冷痛；舌苔白，脉弦紧
暑淫证	热、气虚、湿、神昏 发热恶热，气短神疲，肢体困倦，小便短黄、猝然昏倒、胸闷，呕恶舌红，苔白或黄，脉虚数
湿淫证	困重、混浊、分泌物量多、苔腻 头昏沉如裹，嗜睡，身体困重，胸闷脘痞；渗漏湿液；皮肤湿疹、瘙痒；妇女带下量多，舌苔滑腻，脉濡缓或细等
燥淫证	干、脉浮 皮肤干燥，口唇、鼻孔、咽喉干燥，舌苔干燥，大便干燥；干咳少痰，痰黏难咯，脉浮
火热证	热、红、黄、数、神、血、疮 发热恶热，小便短黄，面色赤，舌红或绛，苔黄，脉数；神昏谵语、吐血、衄血、痈肿疮疡

(七)疫疠证候

疫疠又名温病。是指由感染瘟疫病毒而引起的传染性病证。疫疠致病的一个特点是有一定的传染源和传染途径。其传染源有二：一是自然环境，即通过空气传染；二是人与人互相传染，即通过接触传染，其传染途径是通过呼吸道与消化道。疫疠致病的另一特点是传染性强，死亡率高。

【临床表现】病初恶寒发热俱重，继之壮热，头身疼痛，面红或垢滞，口渴引饮，汗出，烦躁，甚则神昏谵语，四肢抽搐，舌红绛，苔黄厚干燥或苔白如积粉，脉数有力。

若兼有头面、颈部红肿疼痛，咽喉剧痛，为大头瘟。

兼有发热，咽喉红肿糜烂疼痛，全身遍布猩红色皮疹，为烂喉痧。

兼有咽喉肿痛，复盖白膜，咳声嘶哑，状如犬吠，吞咽，呼吸困难，为疫喉。

若病初恶寒发热，继而阵阵痉咳不止，咳剧则面色青紫，涕泪俱出，呕吐，咳止时伴有鸳鸯样叫声，多见于小儿，为疫咳，又称为"顿咳""顿呛""百日咳"。

兼有腹痛，下痢赤白脓血，里急后重，时时欲泻，为疫毒痢。

【证候分析】疫疠之邪从口鼻而入，或内伏膜原，表里分传，故病初即见恶寒发热俱重，疫毒迅速弥漫三焦，则致壮热，头身疼痛。瘟疫疠邪上攻，则见面红，舌红绛。若移浊疫邪上蒸于舌面，可致苔白如积粉，面色垢滞。热盛迫津外泄，故汗出量多。热扰神明，则见烦躁，重者神昏谵语。热极生风，筋脉拘急，可见四肢抽搐。

若风温毒邪壅滞于少阳胆经，致使气血壅滞于局部，而见头面、颈部红肿疼痛，咽喉剧痛。

若疫毒壅滞于肺胃，上攻咽喉，则咽喉红肿糜烂，舌体鲜红；外泄于肌肤，全身遍布猩红色皮疹。

若燥火疫毒从口鼻而入，毒聚咽喉不散，则咽喉肿痛；复生白膜，拭之不去；若白膜覆盖，阻滞气道，致咳声嘶哑，状如犬吠，吞咽、呼吸困难。

若内有伏痰，又感疫疠之邪，疫毒与痰互结，深伏于肺，致肺失清肃，肺气上逆，而见阵发性痉咳不止。咳剧则气机逆乱，可出现面色青紫涕泪俱出，呕吐等症。若饮食不洁，湿热疫毒侵袭胃肠，阻滞气机，灼伤气血，致腹痛，时时欲泻，里急后重，下痢赤白脓血。

> **知识链接**
>
> ### 非典型肺炎(SARS)简介
>
> 一种历史上未见过的致病原引起，现已确定为冠状病毒。传染性极强，多为呼吸道飞沫传染，有明显地聚性，家庭、医院为易感人群。潜伏期为 2～10 天，主要表现为高热（38℃以上），伴干咳、胸痛，渐致呼吸困难，昏迷，多脏器衰竭。检查白细胞不升高，甚至降低，肺部片状或絮状阴影；抗生素治疗无效，死亡率 6%。

◆ 二、七情证候

七情，即喜、怒、忧、思、悲、恐、惊七种情志活动。当精神刺激超越了病人自身的调节能力时，便可发生疾病。七情证候均见于内伤杂病。

情志致病有三个特点：一是由耳目所闻，直接影响脏腑气机，致脏腑功能紊乱，气血不和，阴阳失调。如怒则气上，恐则气下，惊则气乱，悲则气消，思则气结，喜则气缓。二是与个人性格、生活环境有关。如性格急躁者，易被怒伤；而性格孤僻者，常被忧思所伤。三是不同的情志变化，所影响的内脏也不同。如喜伤心、怒伤肝、思伤脾、悲伤肺、恐伤肾。

临床实践证明，情志所伤，能够影响内脏的功能，这是肯定的，至于具体伤哪一内脏，引起何种气机变化，并不一定如上面所说的那样机械，只有详细审察病情，才能做出更为准确的诊断。

【临床表现】喜伤，可见精神恍惚，思维不集中，甚则神志错乱，语无伦次，哭笑无常，举止异常，脉缓；怒伤，则见头晕或胀痛，面红目赤，口苦，胸闷，善叹息，急躁易怒，两胁胀满或窜痛，或呃逆，呕吐，腹胀，泄泻，其则呕血，昏厥，脉弦；思伤，可见头晕目眩，健忘心悸，倦怠，失眠多梦，食少，消瘦，腹胀便溏，舌淡，脉缓；忧伤，则情志抑郁，闷闷不乐，神疲乏力，食欲不振，脉涩；悲伤，见面色惨淡，时时呼叹饮泣，精神萎靡不振，脉弱；恐伤，少腹胀满，遗精滑精，二便失禁；惊伤，则情绪不安，表情惶恐，心悸失眠，甚至神志错乱，语言举止失常。

【证候分析】喜为心之志，过喜，可使心气涣散，神不守舍，而见精神恍惚，思维不集中，重者神明失主，致神志错乱，语无论次，举止异常。

怒为肝之志，怒则气上，大怒可致肝失疏泄，气机不畅，而致两胁胀痛，胸闷，善叹息，或见急躁易怒。肝气横逆，克犯脾胃，胃失和降则致呃逆、呕吐；脾气不升则见腹胀泄泻。

肝气上逆，血随气升，气血并走于上，故致头晕，头痛，面红目赤，甚至气血蒙蔽清窍，而突然昏厥，血随气妄行，则见呕血。

思发于脾而成于心，思虑太过，可使脾气耗伤，心血亏虚。脾气虚则运化失健，则见食少，腹胀便溏。心血不足以养心，致心悸，失眠多梦。形体不得气血濡养，则清瘦，倦怠，头晕目眩，健忘，舌淡脉缓。

忧愁日久不解，耗伤脏腑之气，故见神疲乏力，食欲不振。过度悲哀，则使气消，故见面色惨淡，时时呼叹饮泣，精神萎靡不振。

恐则气下，极度恐骇，可使肾之精气下劫，肾气不固，则遗精，滑精，二便失禁，下焦气机不畅，而见少腹胀满。惊则气机逆乱，心神不能安藏，则情绪不安，表情惶恐，心悸失眠，重者神志错乱，语言举止失常。

◆ 三、饮食、劳逸证候

饮食、劳逸是人类生存的需要。但不知调节，也能成为致病因素。

(一)饮食所伤证

饮食所伤证，是指饮食不节而致脾、胃肠功能紊乱的一类病证。

【临床表现】饮食伤在胃，则胃痛，恶闻食臭，食纳不佳，胸膈痞满，吞酸嗳腐，舌苔厚腻，脉滑有力。饮食伤在肠，则见腹痛泄泻，若误食毒品，则恶心呕吐，或吐泻交作，腹痛如绞，或见头痛、痉挛、昏迷等。

【证候分析】饮食过量，超过了脾胃的运化功能，致食物不能及时腐熟运化，胃气不降，浊气不得下行，则见恶闻食臭，食纳不佳、胸膈痞满、吞酸嗳腐等症状。饮食伤在胃，气滞不通，故胃痛。饮食伤在肠，影响小肠受承和大肠传导的功能，气机不利，则见腹痛、泄泻。

误食毒品，骤伤胃肠，气机缭乱，则吐泻交作甚至出现头痛、痉挛、昏迷等严重中毒的症状。

(二)劳逸所伤证

劳逸所伤证，是指因体力或脑力过度劳累，或过度安逸所引起的一类病证。

【临床表现】过劳，则倦怠乏力，嗜卧，懒言，食欲减退。过逸，则体胖行动不便，动则喘喝，心悸短气，肢软无力。

【证候分析】过劳则消耗，致元气损伤而见倦怠无力、嗜卧、懒言、饮食减退。过逸，则气血运行不畅，脂肪蓄积，身体肥胖，加之肥人多痰，痰湿内阻；故动则心悸短气、喘喝等。

(三)房室所伤证

房室所伤证，是指性生活过度，或早婚，产育过多，导致肾亏而表现为生殖系统疾患的病证。

【临床表现】头晕耳鸣，腰膝酸软，形体消瘦。男子遗精，早泄，阳痿；女子梦交，宫寒不孕，经少经闭，带下清稀量多。

【证候分析】肾精亏虚，不能滋养形体则消瘦，腰膝酸软。肾精受伤，无以生髓，脑髓不充，元神失养，故头晕耳鸣。肾主生殖，阳虚火衰，故男子阳痿、早泄，女子宫寒不孕、经少经闭。肾虚则带脉不束，故带下清稀量多。阴虚不能制阳，虚火内生，扰动精室，故男子遗精，女子梦交。

四、外伤证候

外伤证候，是指外受创伤，如金刃、跌打、兽类咬伤及毒虫螫伤所引起的局部症状及整体所反映的证候。外伤致病主要伤及皮肉筋骨，导致气血瘀滞。其次为染毒，毒邪入脏，神明失主，甚至危及生命。

(一) 金刃、跌仆所伤证

本证，是指因金刃、跌仆等意外事故所致皮肉筋骨或内脏损伤的一类病证。

【临床表现】轻者局部青紫、肿胀、疼痛，活动不便，或破损出血；重者伤筋折骨，疼痛剧烈；若内伤脏腑，则吐血、下血；若陷骨伤脑，则戴眼直视，神昏不语。

【证候分析】局部受伤，脉络破损，血渗于肌肤之间，故见患处青紫、肿胀、疼痛、活动不便。若损伤皮肉，血液流于脉外，则见出血。如损伤过重，致筋伤骨折，疼痛剧烈，若伤脏腑，络破血溢，则见吐血，下血。若头部受伤，骨陷伤脑，元神损伤，故致戴眼直视，神昏不语。

(二) 虫兽所伤证

本证，是指由毒虫、毒蛇、狂犬等动物伤害人体所引起的病证。

【临床表现】毒虫螫伤，轻者局部红肿疼痛，出疹，肢体麻木疼痛；重者头痛，昏迷。

毒蛇咬伤，则见伤口疼痛，麻木，或肿胀，起水泡，甚则伤口坏死，形成溃疡；若全身中毒，则见头晕，视物模糊，胸闷，四肢无力，牙关紧闭，呼吸困难，瞳孔散大，脉迟弱或结、代。

狂犬咬，发病后怕光、恐水、畏声、怕风、吞咽、呼吸困难，四肢抽搐。

【证候分析】若毒蜂、蝎子、蜈蚣、毛虫等伤人，局部损伤，则见红肿疼痛；若毒邪侵入经脉，则见肢体麻木疼痛；若毒邪弥漫全身，扰及清窍，则致头晕，昏迷。

毒蛇伤人，邪毒聚于患处，致伤口麻木疼痛，或肿胀，起水泡，甚则局部坏死，形成溃疡；若毒邪流窜全身(一般在受伤后1~6小时)，可见头晕，胸闷，视物模糊，牙关紧闭，四肢无力，呼吸困难，瞳孔散大。

狂犬咬伤，一般潜伏15~60天，长者达一年以上，毒邪逐渐弥漫扩散周身，使肌肉麻木，肌肉麻痹，吞咽困难，遇风、光、水声或其他响声，则四肢抽搐。

第二节　气血津液辨证

气血津液辨证，是运用脏腑学说中气血津液的理论，分析气、血、津液所反映的各科病证的一种辨证诊病方法。

由于气血津液都是脏腑功能活动的物质基础，而它们的生成及运行又有赖于脏腑的功能活动。因此，在病理上，脏腑发生病变，可以影响到气血津液的变化；而气血津液的病变，也必然要影响到脏腑的功能。所以，气血津液的病变，是与脏腑密切相关的。气血津液辨证应与脏腑辨证互相参照。

一、气病辨证

气的病证很多,《素问·举痛论篇》说:"百病生于气也",指出了气病的广泛性。但气病临床常见的证候,可概括为气虚、气陷、气滞、气逆四种。

(一)气虚证

气虚证,是指脏腑组织机能减退所表现的证候。常由久病体虚,劳累过度,年老体弱等因素引起。

【临床表现】少气懒言,神疲乏力,头晕目眩,自汗,活动时诸证加剧,舌淡苔白,脉虚无力。

【证候分析】本证以全身机能活动低下的表现为辨证要点。人体脏腑组织功能活动的强弱与气的盛衰有密切关系,气盛则机能旺盛,气衰则机能活动减退。由于元气亏虚,脏腑组织机能减退,所以气少懒言,神疲乏力;气虚清阳不升,不能温养头目,则头晕目眩;气虚毛窍疏松,外卫不固则自汗;劳则耗气,故活动时诸症加剧;气虚无力鼓动血脉,血不上荣于舌,而见舌淡苔白;运血无力,故脉象按之无力。

(二)气陷证

气陷证,是指气虚无力升举而反下陷的证候。多见于气虚证的进一步发展,或劳累用力过度,损伤某一脏器所致。

【临床表现】头晕目花,少气倦怠,久痢久泄,腹部有坠胀感,脱肛或子宫脱垂等。舌淡苔白,脉弱。

【证候分析】本证以内脏下垂为主要诊断依据。气虚机能衰退,故少气倦怠。清阳之气不能升举,所以头晕目花。脾气不健,清阳下隐,则久痢久泄。气陷于下,以致诸脏器失其升举之力,故见腹部坠胀、脱肛、子宫或胃等内脏下垂等证候。气虚血不足,则舌淡苔白,脉弱。

(三)气滞证

气滞证,是指人体某一脏腑,某一部位气机阻滞,运行不畅所表现的证候。多由情志不舒,或邪气内阻,或阳气虚弱,温运无力等因素导致气机阻滞而成。

【临床表现】胀闷,疼痛,攻窜阵发。

【证候分析】本证以胀闷,疼痛为辨证要点。气机以畅顺为贵,一有郁滞,轻则胀闷,重则疼痛,而常攻窜发作,无论郁于脏腑经络肌肉关节,都能反映这一特点。同时由于引起气滞的原因不同,因而胀、痛出现的部位状态也各有不同。如食积滞阻则脘腹胀闷疼痛;若肝气郁滞则胁肋窜痛;当然气滞于经络、肌肉,又必然与经络、肌肉部位有关。所以,辨气滞证候尚须与辨因辨位相结合。

(四)气逆证

气逆证,是指气机升降失常,逆而向上所引起的证候。临床以肺胃之气上逆和肝气升发太过的病变为多见。

【临床表现】肺气上逆,则见咳嗽喘息;胃气上逆,则见呃逆、嗳气、恶心、呕吐;肝气上逆,则见头痛,眩晕,昏厥,呕血等。

【证候分析】本证的症状表现是气机逆而向上辨证要点。肺气上逆，多因感受外邪或痰浊壅滞，使肺气不得宣发肃降，上逆而发喘咳。胃气上逆，可由寒饮、痰浊、食积等停留于胃，阻滞气机，或外邪犯胃，使胃失和降，上逆而为呃逆、嗳气、恶心、呕吐。肝气上逆，多因郁怒伤肝，肝气升发太过，气火上逆而见头痛、眩晕、昏厥；血随气逆而上涌，可致呕血。

表 2-8 气病辨证小结

证型	辨证要点
气虚	乏力无力、自汗、易感冒，动则加重，虚脉
气陷	气虚+气坠感、脏器下垂
气不固	气虚+自汗或二便、经、精不固
气脱	气息微弱、汗出不止、脉微
气滞	胀痛、嗳气矢气，情绪变化，脉弦
气逆	咳喘、呕吐、呃逆、头痛眩晕
气闭	突然昏厥、二便闭塞、内脏绞痛、脉实有力

二、血病辨证

血的病证表现很多，因病因不同而有寒热虚实之别，其临床表现可概括为血虚、血瘀、血热、血寒四种证候。

(一) 血虚证

血虚证，是指血液亏虚，脏腑百脉失养，表现全身虚弱的证候。血虚证的形成，有禀赋不足；或脾胃虚弱，生化乏源；或各种急慢性出血；或久病不愈；或思虑过度，暗耗阴血；或瘀血阻络新血不生；或因患肠寄生虫病而致。

【临床表现】面白无华或萎黄，唇色淡白，爪甲苍白，头晕眼花，心悸失眠，手足发麻，妇女经血量少色淡，经期错后或闭经，舌淡苔白，脉细无力。

【证候分析】本证以面色、口唇、爪甲失其血色及全身虚弱为辨证要点。人体脏腑组织，赖血液之濡养，血盛则肌肤红润，体壮身强，血虚则肌肤失养，面唇爪甲舌体皆呈淡白色。

血虚脑髓失养，睛目失滋，所以头晕眼花。心主血脉而藏神，血虚心失所养则心悸，神失滋养而失眠。经络失滋致手足发麻，脉道失充则脉细无力。女子以血为用，血液充盈，月经按期而至，血液不足，经血乏源，故经量减少，经色变淡，经期迁延，甚则闭经(表2-9)。

表 2-9　血虚类证小结

证型	辨证要点
血虚	面、睑、唇、舌、爪甲颜色淡白，脉细
血脱	面色苍白，舌枯白，脉微或芤

（二）血瘀证

血瘀证，是指因瘀血内阻所引起的一些证候。形成血瘀证原因有：寒邪凝滞，以致血液瘀阻，或由气滞而引起血瘀；或因气虚推动无力，血液瘀滞；或因外伤及其他原因造成血液流溢脉外，不能及时排出和消散所形成。

【临床表现】疼痛和针刺刀割，痛有定处，拒按，常在夜间加剧。肿块在体表者，色呈青紫；在腹内者，坚硬按之不移，称为症积。出血反复不止。色泽紫暗，中夹血块，或大便色黑如柏油。面色黧黑，肌肤甲错，口唇爪甲紫暗，或皮下紫斑，或肤表丝状如缕，或腹部青筋外露，或下肢筋青胀痛等。妇女常见经闭。舌质紫暗，或见瘀斑瘀点，脉象细涩。

【证候分析】本证以痛如针刺，痛有定处，拒按，肿块，唇舌爪甲紫暗，脉涩等为辨证要点。由于瘀血阻塞经脉，不通则痛，故疼痛是瘀血证候中最突出的一个症状。瘀血为有形之邪，阻碍气机运行，故疼痛剧烈如针刺，部位固定不移。由于夜间血行较缓，瘀阻加重，故夜间痛甚。积瘀不散而凝结，则可形成肿块，故外见肿块色青紫内部肿块触之坚硬不消。

出血是由于瘀血阻塞络脉，阻碍气血运行，致血涌络破，不循经而外溢，由于所出之血停聚不得，故色呈紫暗，或已凝结而为血块。瘀血内阻，气血运行不利，肌肤失养，则见面色黧黑，肌肤甲错，口唇、舌体、指甲青紫色暗等体征。瘀血内阻，冲任不通，则为经闭。丝状红缕、青筋显露、脉细涩等，皆为瘀阻脉络，血行受阻之象。舌体紫暗，脉象细涩，则为瘀血之症。

（三）血热证

血热证，是指脏腑火热炽盛，热迫血分所表现的证候。本证多因烦劳，嗜酒，恼怒伤肝，房室过度等因素引起。

【临床表现】咳血、吐血、尿血、衄血、便血、妇女月经先期、量多、血热、心烦、口渴、舌红绛，脉滑数。

【证候分析】本证以出血和全身热象为辨证要点。血热逼血妄行，血络受伤，故表现为各种出血及妇女月经过多等。火热炽盛，灼伤津液，故身热、口渴。火热扰心神则心烦。热迫血行，壅于脉络则舌红绛，脉滑数。血分火热炽盛，有内伤外感之别。此处所指血热主要为内伤杂病。在外感热病辨证中，有热入血分的"血分证"亦是指血热。但于此处所指的血热在概念上完全不同。外感热病之血热，详见"卫气营血辨证"。

（四）血寒证

血寒证，是指局部脉络寒凝气滞，血行不畅所表现的证候。常由感受寒邪引起。

【临床表现】手足或少腹冷痛，肤色紫暗发凉，喜暖恶寒，得温痛减，妇女月经衍期，痛经，经色紫暗，夹有血块，舌紫暗，苔白，脉沉迟涩。

【证候分析】本证以手足局部疼痛，肤色紫暗为辨证要点。寒为阴邪，其性凝敛，寒邪客于血脉，则使气机凝滞。血行不畅，故见手足或少腹冷痛。血得温则行，得寒则凝，所以喜暖怕冷，得温痛减。寒凝胞宫，经血受阻，故妇女经期推迟，色暗有块。舌紫暗，脉沉迟涩，皆为寒邪阻滞血脉，气血运行不畅之证。

三、气血同病辨证

气血同病辨证，是用于既有气的病证，同时又兼见血的病证的一种辨证方法。

气和血具有相互依存，相互资生，相互为用的密切关系，因而在发生病变时，气血常可相互影响，既见气病，又见血病，即为气血同病。气血同病常见的证候，有气滞血瘀，气虚血瘀，气血两虚，气不摄血，气随血脱等。

(一)气滞血瘀证

气滞血瘀证，是指由于气滞不行以致血运障碍，而出现既有气滞又有血瘀的证候。多由情志不遂，或外邪侵袭，导致肝气久郁不解所引起。

【临床表现】胸胁胀满走窜疼痛，性情急躁，并兼见痞块刺痛拒按，妇女经闭或痛经，经色紫暗夹有血块，乳房痛胀等症，舌质紫暗或有紫斑，脉弦涩。

【证候分析】本证以病程较长和肝脏经脉部位的疼痛痞块为辨证要点。肝主疏泄而藏血，具有条达气机，调节情志的功能。情志不遂，则肝气郁滞，疏泄失职，故见性情急躁，胸胁胀满走窜疼痛。气为血帅，气滞则血凝，故见痞块疼痛拒按，以及妇女闭经痛经，经色紫暗有块，乳房胀痛等症。脉弦涩，为气滞血瘀之证。

(二)气虚血瘀证

气虚血瘀证，是指既有气虚之象，同时又兼有血瘀的证候。多因久病气虚，运血无力而逐渐形成瘀血内停所致。

【临床表现】面色淡白或晦滞，身倦乏力，少气懒言，疼痛如刺，常见于胸胁，痛处不移，拒按，舌淡暗或有紫斑，脉沉涩。

【证候分析】本证虚中夹实，以气虚和血瘀的证候表现为辨证要点。面色淡白，身倦乏力，少气懒言，为气虚之症。气虚运血无力，血行缓慢，终致瘀阻络脉，故面色晦滞。血行瘀阻，不通则痛，故疼痛如刺，拒按不移。临床以心肝病变为多见，故疼痛出现在胸胁部位。

气虚舌淡，血瘀紫暗，沉脉主里，涩脉主瘀，是为气虚血瘀证的常见舌脉。

(三)气血两虚证

气血两虚证，是指气虚与血虚同时存在的证候。多由久病不愈，气虚不能生血，或血虚无以化气所致。

【临床表现】头晕目眩，少气懒言，乏力自汗，面色淡白或萎黄，心悸失眠，舌淡而嫩，脉细弱等。

【证候分析】本证以气虚与血虚的征候共见为辨证要点。少气懒言，乏力自汗，为脾肺气虚之象；心悸失眠，为血不养心所致。血虚不能充盈脉络，见唇甲淡白，脉细弱。气血两虚不得上荣于面、舌，则见面色淡白或萎黄，舌淡嫩。

(四)气不摄血证

气不摄血证，又称气虚失血证，是指因气虚而不能统血，气虚与失血并见的证候。多因久病气虚，失其摄血之功所致。

【临床表现】吐血，便血，皮下瘀斑，崩漏，气短，倦怠乏力，面色白而无华，舌淡，脉细弱等。

【证候分析】本证以出血和气虚证共见为辨证要点。气虚则统摄无权，以致血液离经外溢，溢于胃肠，便为吐血、便血；溢于肌肤，则见皮下瘀斑。脾虚统摄无权，冲任不固，渐成月经过多或崩漏。气虚则气短，倦怠乏力，血虚则面白无华。舌淡，脉细弱，皆为气血不足之证。

(五)气随血脱证

气随血脱证，是指大出血时所引起阳气虚脱的证候。多由肝、胃、肺等脏器本有宿疾而脉道突然破裂，或外伤，或妇女崩中，分娩等引起。

【临床表现】大出血时突然面色苍白，四肢厥冷，大汗淋漓，甚至晕厥。舌淡，脉微细欲绝，或浮大而散。

【证候分析】本证以大量出血时，随即出现气脱之症为辨证要点。气脱阳亡，不能上荣于面，则面色苍白；不能温煦四肢，则手足厥冷；不能温固肌表，则大汗淋漓；神随气散，神无所主，则为晕厥。血失气脱，正气大伤，舌体失养，则色淡，脉道先充而微细欲绝，阳气浮越外亡，脉见浮大而散，症状更为险恶。

表2-10 血瘀、血热、血寒小结

证型	辨证要点
血瘀	固定刺痛、肿块、出血、舌紫暗有瘀斑，脉涩
血热	身热夜甚，烦躁谵语，斑疹出血，舌绛，脉数（热+斑疹出血）
血寒	冷痛拘急、畏寒、唇舌青紫，月经衍期、色紫暗夹块（寒冷+血瘀）
气血两虚	乏力，自汗，唇甲淡白，舌淡，脉细无力
气虚血瘀	乏力，刺痛，舌有瘀斑瘀点，脉细涩
气不摄血	出血，神疲乏力，少气懒言，脉弱
气随血脱	大出血，冷汗淋漓，呼吸微弱，脉微欲绝
气滞血瘀	胀痛，刺痛，情志不舒，舌紫暗瘀斑瘀点，脉弦涩

四、津液病辨证

津液病辨证，是分析津液病证的辨证方法。津液病证，一般可概括为津液不足和水液停聚两个方面。

(一)津液不足证

津液不足证，是指由于津液亏少，失去其濡润滋养作用所出现的以燥化为特征的证候。

多由燥热灼伤津液，或因汗、吐、下及失血等所致。

【临床表现】口渴咽干，唇燥而裂，皮肤干枯无泽，小便短少，大便干结，舌红少津，脉细数。

【证候分析】本证以皮肤口唇舌咽干燥及尿少便干为辨证要点。由于津亏则使皮肤口唇咽干失去濡润滋养，故呈干燥不荣之象。津伤则尿液化源不足，故小便短少；大肠失其濡润，故见大便秘结。舌红少津，脉细数皆为津亏内热之象。

（二）水液停聚证

水液停聚证，是指水液输布，排泄失常所引起的痰饮水肿等病证。凡外感六淫，内伤脏腑皆可导致本证发生。

1.水肿

水肿，是指体内水液停聚，泛滥肌肤所引起的面目、四肢、胸腹甚至全身浮肿的病证。

临床将水肿分为阳水、阴水两大类。

（1）阳水：发病较急，水肿性质属实者，称为阳水。多为外感风邪，或水湿浸淫等因素引起。

【临床表现】眼睑先肿，继而头面，甚至遍及全身，小便短少，来势迅速。皮肤薄而光亮。并兼有恶寒发热，无汗，舌苔薄台，脉象浮紧。或兼见咽喉肿痛，舌红，脉象浮数。或全身水肿，来势较缓，按之没指，肢体沉重而困倦，小便短少，脘闷纳呆，呕恶欲汪，舌苔白腻，脉沉。

【证候分析】本证以发病急，来势猛，先见眼睑头面，上半身肿甚者为辨证要点。风邪侵袭，肺卫受病，宣降失常，通调失职，以致风遏水阻，风水相搏，泛溢于肌肤而成水肿。

风为阳邪，上先受之，风水相搏，故水肿起于眼睑头面，继而遍及肢体。若伴见恶寒，发热，无汗，苔薄白，脉浮紧，为风水偏寒之证；如兼有咽喉肿痛，舌红，脉浮数，是风水偏热之象。若由水湿浸渍，脾阳受困，运化失常，水泛肌肤，塞阻不行，则渐致全身水肿。水湿内停，三焦决渎失常，膀胱气化失司，故见小便短少。水湿日甚而无出路，泛溢肌肤，所以肿势日增，按之没指，诸如身重困倦，脘闷纳呆，泛恶欲呕，舌苔白腻，脉象沉缓等，皆为湿盛困脾之象。

（2）阴水：发病较缓，水肿性质属虚者，称为阴水。多因劳倦内伤、脾肾阳衰，正气虚弱等因素引起。

【临床表现】身肿，腰以下为甚，按之凹陷不易恢复，脘闷腹胀，纳呆食少，大便溏稀，面色㿠白，神疲肢倦，小便短少，舌淡，苔白滑，脉沉缓。或水肿日益加剧，小便不利，腰膝冷痛，四肢不温，畏寒神疲，面色白，舌淡胖，苔白滑，脉沉迟无力。

【证候分析】本证以发病较缓，足部先肿，腰以下肿甚，按之凹陷不起为辨证要点。由于脾主运化水湿，肾主水，所以脾虚或肾虚，均能导致水液代谢障碍，下焦水湿泛滥而为阴水。阴盛于下，故水肿起于足部，并以腰以下为甚，按之凹陷不起，脾虚及胃，中焦运化无力，故见脘闷纳呆，腹胀便溏，脾主四肢，脾虚水湿内侵，则神疲肢困。腰为肾之府，肾虚水气内盛，故腰膝冷痛。肾阳不足，命门火衰，不能温养肢体，故四肢厥冷，畏寒神疲。阳虚不能温煦于上，故见面色㿠白。舌淡胖，苔白滑，脉沉迟无力。为脾肾阳虚，寒水内盛之象。

表 2-11　阳水与阴水的鉴别

鉴别点	阳水	阴水
病因	外邪侵袭	久病，脾肾阳气虚衰
病机	肺通调失职；脾失健运	脾肾阳气虚衰，运化、主水失职
性质	实证	虚实夹杂
发病特点	发病急、病程短	发病缓、病程长
临床表现	眼睑、颜面先肿，迅速遍及全身，皮薄光亮，小便短少，伴咽喉肿痛、咳嗽及表证	足胫、下肢先肿，渐至全身，腰以下肿甚，按之凹陷难复，小便短少，兼脾肾阳虚的表现

2. 痰饮

知识拓展 ▶ "怪病多痰"

痰和饮是由于脏腑功能失调以致水液停滞所产生的病证。

（1）痰证：痰证是指水液凝结，质地稠厚，停聚于脏腑，经络，组织之间而引起的病证。常由外感六淫，内伤七情，导致脏腑功能失调而产生。

【临床表现】咳嗽咳痰，痰质黏稠，胸脘满闷，纳呆呕恶，头晕目眩，或神昏癫狂，喉中痰鸣，或肢体麻木，见瘰疬、瘿瘤、乳癖、痰核等，舌苔白腻，脉滑。

【证候分析】本证临床表现多端，所以古人有"诸般怪证皆属于痰"之说。在辨证上除掌握不同病变部位反应的特有症状外，一般可结合下列表现作为判断依据：吐痰或呕吐痰涎，或神昏时喉中痰鸣，或肢体麻木，或见痰核，苔腻，脉滑等。

痰阻于肺，宣降失常，肺气上逆，则咳嗽咳痰。痰湿中阻，气机不畅，则见脘闷，纳呆呕恶等。痰浊蒙蔽清窍，清阳不升，则头晕目眩。痰迷心神，则见神昏，甚或发为癫狂，痰停经络，气血运行不利，可见肢体麻木。停聚于局部，则可见瘰疬、瘿瘤、乳癖、痰核等。

苔白腻，脉滑皆痰湿之证。

（2）饮证：饮证是指水饮质地清稀，停滞于脏腑组织之间所表现的病证。多由脏腑机能衰退等障碍等原因引起。

【临床表现】咳嗽气喘，痰多而稀，胸闷心悸，甚或倚息不能半卧，或脘腹痞胀，水声漉漉，泛吐清水，或头晕目眩，小便不利，肢体浮肿，沉重酸困，苔白滑，脉弦。

【证候分析】本证主要以饮停心肺、胃肠、胸胁、四肢的病变为主。饮停于肺，肺气上逆则见咳嗽气喘，胸闷或倚息，不能半卧。水饮凌心，心阳受阻则见心悸。饮停胃肠，气机不畅，则脘腹痞胀，水声漉漉。胃气上逆，则泛吐清水。水饮留滞于四肢肌肤，则肢体浮肿，沉重酸困，小便不利。饮阻清阳，则头晕目眩，饮为阴邪，故苔见白滑，饮阻气机，则脉弦。

表 2-12　饮证小结

痰饮	饮停胃肠	呕吐清涎，胃中振水音，腹部水声漉漉
悬饮	饮停胸胁	胸胁饱满、胀痛，咳嗽，转侧则痛增，脉弦
支饮	饮停心包	胸闷心悸，气短不能平卧等
溢饮	饮溢四肢	肢体沉重或浮肿，小便不利

表 2-13　痰、水、津亏小结

证型	辨证要点
痰	痰多、胸闷脘痞、圆滑包块，苔腻
水	肢体浮肿、小便不利
津亏	口、鼻、唇、舌、咽喉、皮肤、大便干燥，脉细数无力

第四节　脏腑辨证

　　脏腑辨证，是根据脏腑的生理功能，病理表现，对疾病证候进行归纳，借以推究病机，判断病变的部位、性质、正邪盛衰情况的一种辨证方法，是临床各科的诊断基础，是辨证体系中的重要组成部分。

　　脏腑辨证，包括脏病辨证、腑病辨证及脏腑兼病辨证。其中脏病辨证是脏腑辨证的主要内容。由于临床上单纯的腑病较为少见，多与一定的脏病有关，故将腑病编入相关病中进行讨论。脏腑的病变复杂，证候多种多样，本节仅介绍临床常见的一些证候。

一、肝与胆病辨证

　　肝位于右胁，胆附于肝，肝胆经脉相互络属，肝与胆相表里，肝主疏泄，主藏血，在体为筋，其华在爪，开窍于目，其气升发，性喜条达而恶抑郁。胆贮藏排泄胆汁，以助消化，并与情志活动有关，因而有"胆主决断"之说。

　　肝的病证有虚实之分，虚证多见肝血，肝阴不足。实证多见于风阳妄动，肝火炽盛，以及湿热寒邪犯扰等。

　　肝的病变主要表现在疏泄失常，血不归藏，筋脉不利等方面。直开窍于目，故多种目疾都与肝有关。肝的病变较为广泛和复杂，如胸胁少腹胀痛、窜痛，情志活动异常，头晕胀痛，手足抽搐，肢体震颤，以及目疾，月经不调，睾丸胀痛等，常与肝有关。胆病常见口苦发黄，失眠和胆怯易惊等情绪的异常。

（一）肝气郁结证

　　肝气郁结证，是指肝失疏泄，气机郁滞而表现的证候。多因情志抑郁，或突然的精神刺激以及其他病邪的侵扰而发病。

【临床表现】胸胁或少腹胀闷窜痛，胸闷喜太息，情志抑郁易怒，或咽部梅核气，或颈部瘿瘤，或症块。妇女可见乳房作胀疼痛。月经不调，甚则闭经。

【证候分析】本证一般以情志抑郁，肝经所过部位发生胀闷疼痛，以及妇女月经不调等作为辨证要点。肝气郁结情志的功能，经气不利，故胸胁乳房，少腹胀闷疼痛或窜动作痛。肝主疏泄，具有调节气机郁结，不得条达疏泄，则情志抑郁；久郁不解，失其柔顺舒畅之性，故情绪急躁易怒。气郁生痰，痰随气逆，循经上行，搏结于咽则见梅核气；积聚于颈项则为瘿瘤。气病及血，气滞血瘀，冲任不调，故月经不调或经行腹痛，气聚血结，可酿成症瘕。

（二）肝火上炎证

肝火上炎证，是指肝脏之火上逆所表现的证候。多因情志不遂，肝郁化火，或热邪内犯等引起。

【临床表现】头晕胀痛，面红目赤，口苦口干，急躁易怒，不眠或恶梦纷纭，胁肋灼痛，便秘尿黄，耳鸣如潮，吐血衄血，舌红苔黄，脉弦数。

【证候分析】本证一般以肝脉循行部位的头、目、耳胁表现的实火炽盛症状作为辨证要点。肝火循经上攻头目，气血涌盛络脉，故头晕胀痛，面红目赤；如挟胆气上逆，则口苦口干；肝失条达柔顺之性，所以急躁易怒；火热内扰，神魂不安，以致失眠，恶梦纷纭，肝火内炽，气血壅滞肝部灼热疼痛，热盛耗津，故便秘尿黄，足少阳胆经入耳中，肝热移胆，循经上冲，则耳鸣如潮；火伤络脉，血热妄行，可见吐血衄血。舌红苔黄，脉弦数，为肝经实火炽盛之证。

（三）肝血虚证

肝血虚证，是指肝脏血液亏虚所表现的证候。多因脾肾亏虚，生化之源不足，或慢性病耗伤肝血，或失血过多所致。

【临床表现】眩晕耳鸣，面白无华，爪甲不荣，夜寐多梦，视力减退或雀目。或见肢体麻木，关节拘急不利，手足震颤，肌肉跳动，妇女常见月经量少、色淡，甚则经闭。舌淡苔白脉弦细。

【证候分析】本证一般以筋脉、爪甲、两目、肌肤等失血濡养以及全身血虚的病理现象为辨证要点。肝血不足，不能上荣头面，故眩晕耳鸣，面白无华；爪甲失养，则干枯不荣；血不足以安魂定志，故夜寐多梦；目失所养，所以视力减退，甚至成为雀盲。肝主筋，血虚筋脉失养，则见肢体麻木，关节拘急不利，手足震颤，肌肉跳动等虚风内动之象。妇女肝血不足，不能充盈冲任之脉，所以月经量少色淡，甚至闭经。舌淡舌白脉弦细，为血虚常见之征。

（四）肝阴虚证

肝阴虚证，是指肝脏阴液亏虚所表现的证候。多由情志不遂，气郁化火，或慢性疾病、温热病等耗伤肝阴引起。

【临床表现】头晕耳鸣，两目干涩，面部烘热，胁肋灼痛，五心烦热，潮热盗汗，口咽干燥，或见手足蠕动。舌红少津，脉弦细数。

【证候分析】本证一般以肝病症状和阴虚证共见为辨证要点。肝阴不足，不能上滋头目，则头晕耳鸣，两目干涩；虚火上炎，则面部烘热；虚火内灼，则见胁肋灼痛，五心烦热，潮热盗汗；阴液亏虚不能上润，则见口咽干燥；筋脉失养则手足蠕动。舌红少津脉弦细数均为阴虚内热之象。

(五)肝阳上亢证

肝阳上亢证，是指肝肾阴虚，不能制阳，致使肝阳偏亢所表现的证候。多因情志过极或肝肾阴虚，致使阴不制阳，水不涵木而发病。

【临床表现】眩晕耳鸣，头目胀痛，面红目赤，急躁易怒，心悸健忘，失眠多梦，腰膝酸软，头重脚轻，舌红少苔，脉弦有力。

【证候分析】本证一般以肝阳亢于上，肾阴亏于下的证候表现，作为辨证要点。肝肾之阴不足，肝阳亢逆无制，气血上冲，则眩晕耳鸣头目胀痛，面红目赤；肝失柔顺，故急躁易怒；阴虚心失所养，神不得安，则见心悸健忘，失眠多梦；肝肾阴虚，经脉失养，故腰膝酸软；阳亢于上，阴亏于下，上盛下虚，故头重脚轻；舌红少苔、脉弦有力，为肝肾阴虚，肝阳亢盛之象。

肝气郁结，肝火上炎，肝阴不足，肝阳上亢四证的病机，常可互相转化，如肝气久郁，可以化火；肝火上炎，火热炽盛，可以灼烁肝阴；肝阴不足，可致肝阳上亢；而肝阳亢盛又可化火伤阴。所以在辨证上既要掌握其各自特征，又要分析其内在联系，才能作出准确判断。

(六)肝风内动证

肝风内动证，是指患者出现眩晕欲仆，震颤，抽搐等动摇不定症状为主要表现的证候。临床上常见肝阳化风、热极生风、阴虚动风、血虚生风四种。

1.肝阳化风证

肝阳化风证，是指肝阳亢逆无制而表现动风的证候。多因肝肾之阴久亏，肝阳失潜而暴发。

【临床表现】眩晕欲仆，头摇而痛，项强肢颤，语言謇涩，手足麻木，步履不正，或卒然昏倒，不省人事，口眼歪斜，半身不遂，舌强不语，喉中痰鸣，舌红苔白或腻，脉弦有力。

【证候分析】本证一般根据患者平素具有肝阳上亢的现象结合突然出现肝风内动的症状为辨证要点。肝阳化风，肝风内旋，上扰头目，则眩晕欲仆，或头摇不能自制；气血随风阳上逆，壅滞络脉，故头痛不止；风动筋挛，则项强肢颤；肝脉络舌本，风阳扰络，则语言謇涩；肝肾阴虚，筋脉失养，故手足麻木；风动于上，阴亏于下，上盛下虚，所以步履不正，阳亢则灼液为痰，风阳挟痰上扰，清窍被蒙，则见突然昏倒，不省人事；风痰流窜脉络，经气不利，可见口眼歪斜，半身不遂；痰阻舌根，则舌体僵硬，不能语言；痰随风升，故喉中痰鸣。舌红为阴虚之象，白苔示邪尚未化火，腻苔为挟痰之证，脉弦有力，是风阳扰动的病机反应。

2.热极生风证

热极生风证，是指热邪亢盛引动肝风所表现的证候。多由邪热亢盛，燔灼肝经，热闭心神而发病。

【临床表现】高热神昏，躁热如狂，手足抽搐，颈项强直，甚则角弓反张，两目上视，牙关紧闭。舌红或绛，脉弦数。

【证候分析】本证以高热与肝风共见为辨证要点。热邪蒸腾，充斥三焦，故高热。热入心包，心神昏愦，则神昏、躁犹如狂；热灼肝经，津液受烁，引动肝风，而见手足抽搐，颈项强直，角弓反张，两目上视，牙关紧闭等筋脉挛急的表现。热邪内扰营血，则舌色红绛，脉象弦数，为肝经火热之征。

3. 阴虚动风证

阴虚动风证，是指阴液亏虚引动肝风表现的证候。多因外感热病后期阴液耗损，或内伤久病，阴液亏虚而发病。

本证的临证表现，证候分析属外感热病所致者，详见"卫气营血辨证"；属内伤病所致者，详见"肝阴虚证"。

4. 血虚生风证

血虚生风证，是指血虚筋脉失养所表现的动风证候。多由急慢性出血过多，或久病血虚所引起。临床表现及证候分析详见"肝血虚证"。

肝病各证候的鉴别要点见表2-14~表2-16。

表2-14　肝血虚证与肝阴虚证的鉴别

肝血虚	头晕，目涩，视力减退等	爪甲不荣，面白无华，舌淡，脉细
肝阴虚证		五心烦热，潮热盗汗，舌红少苔乏津，脉弦细数

表2-15　肝火炽盛证与肝阳上亢证的鉴别

肝火炽盛	头晕胀痛，面红目赤，口苦口干，急躁易怒，耳鸣，失眠	便秘、尿黄等火热证候为主，阴虚证候不突出
肝阳上亢		眩晕、头目胀痛、头重脚轻等上亢症状为主，且见腰膝酸软、耳鸣等下虚症状。

表2-16　肝风内动四证的鉴别

肝阳化风证	眩晕欲仆，头摇肢颤，手足麻木，步履不正，舌红，苔白或腻，脉弦而有力
热极生风证	手足抽搐，角弓反张，高热神昏，舌质红绛，脉弦数
阴虚动风证	手足蠕动，午后潮热，五心烦热，舌红少津，脉弦细数
血虚生风证	手足震颤，面白无华，舌淡苔白，脉细

(七)寒凝肝脉证

寒凝肝脉证，是指寒邪凝滞肝脉所表现的证候。多因感受寒邪而发病。

【临床表现】少腹牵引睾丸坠胀冷痛，或阴囊收缩引痛，受寒则甚，得热则缓，舌苔白滑，脉沉弦或迟。

【证候分析】本证以少腹牵引阴部坠胀冷痛为辨证要点。肝脉绕阴器，抵少腹，寒凝经脉，气血凝滞，故见少腹牵引睾丸冷痛。寒为阴邪，性主收引，筋脉拘急，可致阴囊收缩引痛。寒则气血凝涩，热则气血通利，故疼痛遇寒加剧，得热则减。阴寒内盛，则苔见白滑，脉沉主里，弦主肝病，迟为阴寒，是为寒滞肝脉之证。

(八)肝胆湿热证

肝胆湿热证，是指湿热蕴结肝胆所表现的证候。多由感受湿热之邪，或偏嗜肥甘厚腻，酿湿生热，或脾胃失健，湿邪内生，郁而化热所致。

【临床表现】胁肋胀痛，或有痞块，口苦，腹胀，纳少呕恶，大便不调，小便短赤，舌红苔黄腻，脉弦数。或寒热往来，或身目发黄，或阴囊湿疹，或睾丸肿胀热痛，或带浊阴痒等。

【证候分析】本证以右胁肋部胀痛，纳呆，尿黄，舌红苔黄腻为辨证要点。显热蕴结肝胆，肝气失于疏泄，气滞血瘀，故胁肋痛，或见痞块。肝木黄逆侮土，脾运失健，胃失和降，故纳少，呕恶，腹胀。胆气上溢，可见口苦，湿热蕴内，湿重于热则大便偏溏，热重于湿则大便不爽。膀胱气化失司则小便短赤。邪居少阴，枢机不利，则寒热往来。胆汁不循常道而外溢肌肤，则身目发黄。肝脉绕阴器，湿热随经下注，则见阴部湿疹或睾丸肿胀热痛，在妇女则见带浊阴痒。舌红苔黄腻，脉弦数，均为湿热内蕴肝胆之证。

(九) 胆郁痰扰证

胆郁痰扰证，是指胆失疏泄，痰热内扰所表现的证候。多由情志不遂，疏泄失职，生痰化火而引起。

【临床表现】头晕目眩耳鸣，惊悸不宁，烦躁不寐，日苦呕恶，胸闷太息，舌苔黄腻，脉弦滑。

【证候分析】本证一般以眩晕耳鸣或惊悸失眠，舌苔黄腻为辨证要点。胆脉络头目入耳，痰浊上扰故头晕目眩、耳鸣。胆为清静之腑，痰热内扰，则胆气不宁，故见惊悸不宁，烦躁不寐。胆气郁滞，则见胸闷善太息。热蒸胆气上溢口苦，胆热犯胃，胃失和降，则泛恶呕吐。

舌苔黄腻，脉象弦滑，为痰热内蕴之征。

二、心与小肠病辨证

心居胸中，心包络围护于外，为心主的宫城。其经脉下络小肠，两者相为表里，心主血脉，又主神明，开窍于舌。小肠分清泌浊，具有化物的功能。

心的病证有虚实。虚证多由久病伤正，禀赋不足，思虑伤心等因素，导致心气心阳受损，心阴、心血亏耗；实证多由痰阻、火扰、寒凝、瘀滞、气郁等引起。

心的病变主要表现为血脉运行失常及精神意识思维改变等方面。如心悸，心痛，失眠，神昏，精神错乱，脉结代或促等症常是心的病变。小肠的病变主要反映在清浊不分，转输障碍等方面，如小便失常，大便溏泄等。

(一) 心气虚、心阳虚与心阳暴脱证

心气虚证，是指心脏功能减退所表现的证候。凡禀赋不足，年老体衰，久病或劳心过度均可引起此证。

心阳虚证，是指心脏阳气虚衰所表现的证候。凡心气虚甚，寒邪伤阳，汗下太过等均可引起此证。

心阳暴脱证，是指阴阳相离，心阳骤越所表现的证候。凡病情危重，危症险症均可出现此证。

【临床表现】心悸怔忡，胸闷气短，活动后加重，面色淡白或㿠白，或有自汗，舌淡苔白，脉虚，为心气虚，若兼见畏寒肢冷，心痛，舌淡胖，苔白滑，脉微细，为心阳虚。若突然冷汗淋漓，四肢厥冷，呼吸微弱，面色苍白，口唇青紫，神志模糊或昏迷，则是心阳暴脱的危象。

【证候分析】心气虚证，以心脏及全身机能活动衰弱为辨证要点；心阳虚证，以在心气虚证的基础上出现虚寒症状为辨证要点；心阳暴脱证，以在心阳虚的基础上出现虚脱亡阳症状为辨证要点。心气虚衰，心中空虚惕惕而动则心悸怔忡。心气不足，胸中宗气运转无力则胸闷气短。劳累耗气，故稍事活动后症状加重。气虚卫外不固则自汗。气虚血运无力不能上荣则面色淡白或㿠白，舌淡苔白；血行失其鼓动则脉虚无力。若病情进一步发展，气虚及阳，阳虚不能温煦肢体，故兼见畏寒肢冷；心阳不振，胸中阳气痹阻，故见心痛；舌淡胖苔白滑，是阳虚寒盛之征；阳虚无力推动血行，脉道失充，则脉象微细。若心阳衰败而暴脱，阳气衰亡不能卫外则冷汗淋漓；不能温煦肢体故四肢厥冷。心阳衰，宗气骤泄，故呼吸微弱。阳气外亡，无力推动血行致络脉瘀滞，血液不能外荣肌肤，所以面色苍白，口唇青紫。心神失养涣散，则致神志模糊，甚则昏迷。

小结

心气虚、心阳虚、心阳暴脱三证的鉴别

相同点：心悸怔忡，胸闷气短，活动后加重，自汗。

不同点：①心气虚：面色淡白或㿠白，舌淡苔白，脉虚；②心阳虚：畏寒肢冷，心痛，面色㿠白或晦暗，舌淡胖苔白滑，脉微细；③心阳暴脱：突然冷汗淋漓，四肢厥冷，呼吸微弱，面色苍白，口唇青紫，神志模糊或昏迷。

(二)心血虚与心阴虚证

心血虚证，是指心血不足，不能濡养心脏所表现的征候。心阴虚证，是指心阴不足，不能濡养心脏所表现的征候。二者常则久病耗损阴血，或失血过多，或阴血生成不足，或情志不遂，气火内郁，暗耗阴血等因素引起。

【临床表现】心悸怔忡，失眠多梦，为心血虚与心阴虚的共有症。若兼见眩晕，健忘，面色淡白无华或萎黄，口唇色淡，舌色淡白，脉象细弱等症，为心血虚。若见五心烦热，潮热，盗汗，两颧发红，舌红少津，脉细数，为心阴虚。

【证候分析】心血虚证以心的常见症状与血虚证共见为辨证要点。心阴虚证以心的常见症状与阴虚证共见为辨证要点。血属阴，心阴心血不足，则心失所养，致心动不安，出现心悸怔忡；神失濡养，致心神不宁，出现失眠多梦。血与阴又同中有异，故血虚则不能濡养脑髓，而见眩晕健忘；不能上荣则见面白无华，唇舌色淡，不能充盈脉道则脉象细弱。阴虚则阳亢，虚热内生，故五心烦热，午后潮热；寐则阳气入阴，营液受蒸则外流而为盗汗；虚热上炎则两颧发红，舌红少津；脉细主阴虚，数主有热，为阴虚内热的脉象。

(三)心火亢盛证

心火亢盛证，是指心火炽盛所表现的证候。凡五志，六淫化火，或因劳倦，或进食辛辣厚味，均能引起此证。

【临床表现】心中烦怒，夜寐不安，面赤口渴，溲黄便干，舌尖红绛，或生舌疮脉数有力。甚则狂躁谵语，或见吐血衄血，或见肌肤疮疡，红肿热痛。

【证候分析】本证以心及舌、脉等有关组织出现实火内炽的症状为辨证要点。心火内炽，心神被扰，则心中烦热，夜寐不安，甚则狂躁谵语。面赤口渴，溲黄便干，脉数有力，均为里热征象。心开窍于舌，心火亢盛，循经上炎故舌尖红绛或生舌疮。心火炽盛血热妄行，见吐血衄血。火毒壅滞脉络，局部气血不畅则见肌肤疮疡，红肿热痛。

（四）心脉痹阻证

心脉痹阻证，是指心脏脉络在各种致病因素作用下导致痹阻不通所反映的证候。常由年高体弱或病久正虚以致瘀阻、痰凝、寒滞、气郁而发作。

【临床表现】心悸怔忡，心胸憋闷疼痛，痛引肩背内臂，时发时止。若痛如针刺，并见舌紫暗有紫斑、紫点，脉细涩或结代，为瘀阻心脉。若为闷痛，并见体胖痰多，身重困倦，舌苔白腻，脉沉滑，为痰阻心脉。若剧痛暴作，并见畏寒肢冷，得温痛缓，舌淡苔白，脉沉迟或沉紧，为寒凝之象。若疼痛而胀，且发作时与情志有关，舌淡红，苔薄白，脉弦，为气滞之证。

【证候分析】本证一般以胸部憋闷疼痛，痛引肩背内臂，时发时止为辨证要点。本证多因正气先虚，阳气不足，心失温养故见心悸怔忡。由于阳气不足，血液运行无力，容易继发瘀血内阻，痰浊停聚，阴寒凝滞，气机阻滞等病理变化，以致心脉痹阻，气血不得畅通而发生心胸憋闷疼痛，手少阴心经循臂内，出腋下，故疼痛牵引肩背内臂，时发时止。

小结

心血淤阻证的病因鉴别如下

共同症状：心悸怔忡，心胸憋闷疼痛，痛引肩背内臂，时发时止。

不同症状：① 淤血内阻：疼痛特点：痛如针刺。症状：舌紫暗有紫斑、紫点，脉细涩。② 痰浊停聚：疼痛特点：闷痛特甚。症状：体胖痰多，身重困倦，舌苔腻，脉沉滑。③ 阴寒凝滞：疼痛特点：突发剧痛，得温痛减。症状：畏寒肢冷，舌淡苔白，脉沉迟或沉紧。④ 气机郁滞：疼痛特点：胀痛，发作与精神因素有关。症状：舌淡红，苔薄白，脉弦。

（五）痰迷心窍证

痰迷心窍证，是指痰浊蒙闭心窍表现的证候。多因湿浊酿痰，或情志不遂，气郁生痰而引起。

【临床表现】面色晦滞，脘闷作恶，意识模糊，语言不清，喉有痰声，甚则昏不知人，舌苔白腻，脉滑；或精神抑郁，表情淡漠，神志痴呆，喃喃自语，举止失常；或突然仆地，不省人事，口吐痰涎，喉中痰鸣，两目上视手足抽搐，口中如作猪羊叫声。

【证候分析】本证以神志不清，喉有痰声，舌苔白腻为辨证要点。外感湿浊之邪，湿浊郁遏中焦，清阳不升，浊气上泛，故见面色晦滞，胃失和降，胃气上逆则脘闷作恶；湿邪留恋不化，酝酿成痰，痰随气升则喉中痰鸣；上迷心窍，神识受蒙则意识模糊，语言不清，甚则人事不省。舌苔白腻，脉滑是痰浊内盛之象。精神抑郁，表情淡漠，神志痴呆，喃喃自语，举止失常多由肝气郁结，气郁生痰，痰浊上蒙心窍所致，属于癫证。突然仆地，不省人事，口吐痰涎，喉中痰鸣，两目上视，手足抽搐，口中如作猪羊叫声，为脏腑功能失调，痰浊内伏心经，时或痰涎上涌而致,属于痫证。

(六)痰火扰心证

痰火扰心证,是指痰火扰乱心神所出现的证候。多因五志化火,灼液成痰,痰火内盛或外感邪热,挟痰内陷心包所致。

【临床表现】发热气粗,面红目赤,痰黄稠,喉间痰鸣,躁狂谵语,舌红苔黄腻,脉滑数,或见失眠心烦,痰多胸闷,头晕目眩,或见语言错乱,哭笑无常,不避亲疏,狂躁妄动,打人毁物,力逾常人。

【证候分析】本证外感内伤皆可见到,其中外感热病以高热,痰盛,神志不清为辨证要点;内伤杂病中,轻者以失眠心烦,重者以神志狂乱成为辨证要点。外感热病中,邪热蒸腾充斥肌肤故见高热;火势上炎,则面红目赤,呼吸气粗;邪热灼津为痰,故痰黄稠,喉间痰鸣;痰火扰心,心神昏乱,故躁狂谵语;舌红苔黄腻,脉滑数均为痰火内盛之象。内伤病中,因痰火扰心而见失眠心烦;痰阻气道则见胸闷痰多,清阳被遏故见头晕目眩。若神志狂乱,气机逆乱,则发为狂证,出现语言错乱,哭笑无常,不避亲疏,狂躁妄动,打人毁物,力逾常人等症状。

(七)小肠实热证

小肠实热证,是指小肠里热炽盛所表现的证候。多由心热下移所致。

【临床表现】心烦口渴,口舌生疮,小便赤涩,尿道灼痛,尿血,舌红苔黄,脉数。

【证候分析】本证以心火热炽及小便赤涩灼痛为辨证要点。心与小肠相表里,小肠有分清泌浊的功能,使水液入于膀胱。心热下移小肠,故小便赤涩,尿道灼痛;热甚灼伤阴络则可见尿血;心火内炽,热扰心神,则心烦;津为热灼则口渴;心火上炎则口舌生疮;舌红苔黄,脉数为里热之征。

小肠的常见病证除小肠实热证外,尚有小肠虚寒和小肠气痛,分别归属于"脾阳虚"和"寒滞肝脉"中讨论。

三、脾与胃病辨证

脾胃共处中焦,经脉互为络属,具有表里的关系。脾主运化水谷,胃主受纳腐熟,脾升胃降,共同完成饮食物的消化吸收与输布,为气血生化之源,后天之本,脾又具有统血、主四肢肌肉的功能。

脾胃病证,皆有寒热虚实之不同。脾的病变主要反映在运化功能的失常和统摄血液功能的障碍,以及水湿潴留,清阳不升等方面;胃的病变主要反映在食不消化,胃失和降,胃气上逆等方面。

脾病常见腹胀腹痛,泄泻便溏,浮肿,出血等症。胃病常见脘痛,呕吐,嗳气,呃逆等症。

(一)脾气虚证

脾气虚证,是指脾气不足,运化失健所表现的证候。多因饮食失调,劳累过度,以及其他急慢性疾患耗伤脾气所致。

【临床表现】纳少腹胀,饭后尤甚,大便溏薄,肢体倦怠,少气懒言,面色萎黄或㿠白,形体消瘦或浮肿，舌淡苔白，脉缓弱。

【证候分析】本证以运化功能减退和气虚证共见为辨证要点。脾气虚弱，运化无能，故纳少，水谷内停则腹胀，食入则脾气益困，故腹胀尤甚。水湿不化，流往肠中，则大便溏薄。

脾气不足，久延不愈，可致营血亏虚，而成气血两虚之证，则形体逐渐消瘦，面色萎黄。舌淡苔白，脉缓弱，是脾气虚弱之征。

（二）脾阳虚证

脾阳虚证，是指脾阳虚衰，阴寒内盛所表现的证候。多由脾气虚发展而来，或过食生冷，或肾阳虚，火不生土所致。

【临床表现】腹胀纳少，腹痛喜温喜按，畏寒肢冷，大便溏薄清稀，或肢体困重，或周身浮肿，小便不利，或白带量多质稀，舌淡胖，苔白滑，脉沉迟无力。

【证候分析】本证以脾运失健和寒象表现为辨证要点。脾阳虚衰，运化失健，则腹胀纳少。中阳不足，寒凝气滞，故腹痛喜温喜热。阳虚无以温煦，所以畏寒而四肢不温。水湿不化流注肠中，故大便溏薄较脾气虚更为清稀，甚则完谷不化。中阳不振，水湿内停，膀胱气化失司，则小便不利；流溢肌肤，则肢体困重，甚则全身浮肿；妇女带脉不固，水湿下渗，可见白带清稀量多。舌淡胖苔白滑，脉沉迟无力，皆为阳虚湿盛之征。

（三）中气下陷证

中气下陷证，是指脾气亏虚，升举无力而反下陷所表现的证候。多由脾气虚进一步发展，或久泄久痢，或劳累过度所致。

【临床表现】脘腹重坠作胀，食后尤甚，或便意频数，肛门坠重；或久痢不止，甚或脱肛；或子宫下垂；或小便浑浊如米泔。伴见气少乏力，肢体倦怠，声低懒言，头晕目眩，舌淡苔白，脉弱。

【证候分析】本证以脾气虚证和内脏下垂为辨证要点。脾气上升，能升发清阳和升举内脏，气虚升举无力，内脏无托，故脘腹重坠作胀，食入气陷更甚，脘腹更觉不舒。由于中气下陷，故时有便意，肛门坠重，或下利不止，肛门外脱。脾气升举无力，可见子宫下垂。脾主散精，脾虚气陷致精微不能正常输布而反下流膀胱，故小便浑浊如米泔。中气不足，全身机能活动减退，所以少气乏力，肢体倦怠，声低懒言。清阳不升则头晕目眩，舌淡苔白，脉弱皆为脾气虚弱的表现。

（四）脾不统血证

脾不统血证，是指脾气亏虚不能统摄血液所表现的证候。多由久病脾虚，或劳倦伤脾等引起。

【临床表现】便血，尿血，肌衄，齿衄，或妇女月经过多，崩漏等。常伴见食少便溏，神疲乏力，少气懒言，面色无华，舌淡苔白，脉细弱等症。

【证候分析】本证以脾气虚证和出血共见为辨证要点。脾有统摄血液的功能，脾气亏虚，统血无权，则血溢脉外。溢于肠胃，则为便血；渗于膀胱，则见尿血；血渗毛孔而出，则为肌衄；由齿龈而出，则为齿衄。脾虚统血无权，冲任不固，则妇女月经过多，甚或崩漏。食少便溏，神疲乏力，少气懒言，面色无华，舌淡苔白，脉细弱等症，皆为脾气虚弱之证。

表 2-17　脾气虚、脾阳虚、脾虚气陷与脾不统血的鉴别

症病	相同点	不同点
脾气虚		神疲乏力、食少纳呆、少气懒言
脾阳虚	纳呆腹胀，便溏肢倦，食少懒言，神疲乏力，面色萎黄	喜温喜按，肢冷
脾虚气陷		脘腹坠胀，肛门坠重，脱肛，脏器脱垂
脾不统血		各种出血证

(五) 寒湿困脾证

寒湿困脾证，是指寒湿内盛，中阳受困而表现的证候。多由饮食不节，过食生冷，淋雨涉水，居处潮湿，以及内湿素盛等因素引起。

【临床表现】脘腹痞闷胀痛，食少便溏，泛恶欲吐，口淡不渴，头身困重，面色晦黄，或肌肤面目发黄，黄色晦暗如烟熏，或肢体浮肿，小便短少。舌淡胖苔白腻，脉濡缓。

【证候分析】本证以脾的运化功能发生障碍和寒湿中遏的表现为辨证要点。寒湿内侵，中阳受困，脾气被遏，运化失司，故脘腹痞闷胀痛，食欲减退。湿注肠中，则大便溏薄。胃失和降，故泛恶欲吐。寒湿属阴邪，阴不耗液，故口淡不渴。寒湿滞于经脉，故见头身困重。

湿阻气滞，气血不能外荣，故见面色黄晦。脾为寒湿所困，阳气不宣，胆汁随之外泄，故肌肤面目发黄，黄色晦暗如烟熏。湿泛肌肤可见肢体浮肿；膀胱气化失司，则小便短少。舌淡胖苔白腻，脉濡缓，皆为寒湿内盛的表现。

(六) 湿热蕴脾证

湿热蕴脾证，是指湿热内蕴中焦所表现的证候。常因受湿热外邪或过食肥甘酒酪，酿成湿热内生所致。

【临床表现】脘腹痞闷，纳呆呕恶，便溏尿黄，肢体困重，或面目肌肤发黄，色泽鲜明如橘子，皮肤发痒，或身热起伏，汗出热不解。舌红苔黄腻，脉濡数。

【证候分析】本证以脾的运化功能障碍和湿热内阻的症状为辨证要点。湿热蕴结脾胃，受纳运化失职，升降失常，故脘腹痞闷，纳呆呕恶。脾为湿困，则肢体困重。湿热蕴脾，交阻下迫，故大便溏泄，小便短赤。湿热内蕴，熏蒸肝胆，致胆汁不循常道，外溢肌肤，故皮肤发痒，面目肌肤发黄，其色鲜明如橘子。湿遏热伏，热处湿中，湿热郁蒸，故身热起伏，汗出而热不解，舌红苔黄腻，脉濡数，均为湿热内盛之象。

表 2-18　寒湿困脾证与脾阳虚证的鉴别

症病	相同点	不同点
寒湿困脾	纳呆食少，腹胀，腹部冷痛，畏寒喜温，便溏	脘腹痞胀，泛恶欲呕，舌淡苔白腻，脉濡缓
脾阳虚		四肢不温，神疲乏力，舌淡胖苔白滑，脉沉迟无力

表 2-19 湿热蕴脾证与寒湿困脾证的鉴别

症病	相同点	不同点
湿热蕴脾	脘腹痞闷,纳呆,恶心呕吐,便溏,肢体困重	身热起伏,汗出热不解,肌肤发黄,色泽鲜明,皮肤发痒,小便短赤,舌红苔黄腻,脉濡数
寒湿困脾		口淡不渴,肢体浮肿,小便不利,舌淡苔白腻,脉濡缓

(七)胃阴虚证

胃阴虚证,是指胃阴不足所表现的证候。多由胃病久延不愈,或热病后期阴液未复,或平素嗜食辛辣,或情志不遂,气郁化火使胃阴耗伤而致。

【临床表现】胃脘隐痛,饥不欲食,口燥咽干,大便干结,或脘痞不舒,或干呕见逆,舌红少津,脉细数。

【证候分析】本证以胃病的常见症状和阴虚证共见为辨证要点。胃阴不足,则胃阳偏亢,虚热内生,热郁胃中,胃气不和,致脘部隐痛,饥不欲食。胃阴亏虚,上不能滋润咽喉,则口燥咽干;下不能濡润大肠,则大便干结。胃失阴液滋润,胃气不和,可见脘痞不舒,阴虚热扰,胃气上逆,可见干呕呃逆。舌红少津,脉象细数,是阴虚内热的征象。

(八)食滞胃脘证

食滞胃脘证,是指食物停滞胃脘不能腐熟所表现的证候。多由饮食不节,暴饮暴食,或脾胃素弱,运化失健等因素引起。

【临床表现】胃脘胀闷疼痛,嗳气吞酸或呕吐酸腐食物,吐后胀痛得减,或矢气便溏,泻下物酸腐臭秽,舌苔厚腻,脉滑。

【证候分析】本证以胃脘胀闷疼痛,嗳腐吞酸为辨证要点。胃气以降为顺,食停胃脘,胃气郁滞,则脘部胀闷疼痛。胃炎和降而上逆,故见嗳气吞酸或呕吐酸腐食物。吐后实邪得消,胃气通畅,故胀痛得减。食浊下移,积于肠道,可致矢气频频,臭如败卵,泻下物酸腐臭秽,舌苔厚腻,脉滑为食浊内积之征。

(九)胃寒证

胃寒证,是指阴寒凝滞胃腑所表现的证候。多由腹部受凉,过食生冷,过劳倦伤中,复感寒邪所致。

【临床表现】胃脘冷痛,轻则绵绵不已,重则拘急剧痛,遇寒加剧,得温则减,口淡不渴,口泛清水,或恶心呕吐,或伴见胃中水声漉漉,舌苔白滑,脉弦或迟。

【证候分析】本证以胃脘疼痛和寒象共见为辨证要点。寒邪在胃,胃阳被困,故胃脘冷痛。寒则邪更盛,温则寒气散,故遇寒痛增而得温则减。胃气虚寒,不能温化精微,致水液内停而为水饮,饮停于胃,振之可闻胃部漉漉水声,水饮不化随胃气上逆,可见口淡不渴,口泛清水,或恶心呕吐,舌苔白滑,脉弦或迟是内有寒饮的表现。

(十)胃热证

胃热证,是指胃火内炽所表现的证候。多因平素嗜食辛辣肥腻,化热生火,或情志不遂,气郁化火,或热邪内犯等所致。

【临床表现】胃脘灼痛,吞酸嘈杂,或食入即吐,或渴喜冷饮,消谷善饥,或牙龈肿痛,齿衄口臭,大便秘结,小便短赤,舌红苔黄,脉滑数。

【证候分析】本证以胃病常见症状和热象共见为辨证要点。热炽胃中，胃气不畅，故胃脘灼痛。肝经郁火横逆犯胃，则吞酸嘈杂，呕吐，或食入即吐。胃热炽盛，耗津灼液，则渴喜冷饮；机能亢进，则消谷善饥。胃络于龈，胃火循经上熏，气血壅滞，故见牙龈肿痛，口臭。血络受伤，血热妄行，可见齿衄。热盛伤津耗液，故见大便秘结，小便短赤。舌红苔黄，脉滑数为胃热内盛之象。

小结

胃病寒热虚实

　　胃寒：疼痛性质：冷痛。呕吐：清水。口味与口渴：口淡不渴。大便：便溏。舌象：舌淡苔白滑。脉象：沉迟。

　　胃热：疼痛性质：灼痛。呕吐：清水。口味与口渴：渴喜冷饮。大便：秘结。舌象：舌红苔黄。脉象：滑数。

　　胃阴虚：疼痛性质：隐痛。呕吐：干呕。口味与口渴：口咽干燥。大便：干结。舌象：舌红少苔。脉象：细数。

　　食滞胃脘：疼痛性质：胀痛。呕吐：酸腐食物。口味与口渴：口中腐酸。大便：酸臭。舌象：舌厚腻。脉象：滑。

四、肺与大肠病辨证

　　肺居胸中，经脉下络大肠，与大肠相为表里。肺主气，司呼吸，主宣发肃降，通调水道，外合皮毛，开窍于鼻。大肠主传导，排泄糟粕。

　　肺的病证有虚实之分，虚证多见气虚和阴虚，实证多见风寒燥热等邪气侵袭或痰湿阻肺所致。大肠病证有湿热内侵，津液不足以及阳气亏虚等。

　　肺的病变，主要为气失宣降，肺气上逆，或腠理不固及水液代谢方面的障碍，临床上往往出现咳嗽、气喘、胸痛、咯血等症状。大肠的病变主要是传导功能失常，主要表现为便秘与泄泻。

(一)肺气虚证

　　肺气虚证，是指肺气不足和卫表不固所表现的证候。多由久病咳喘，或气的生化不足所致。

　　【临床表现】咳喘无力，气少不足以息，动则益甚，体倦懒言，声音低怯，痰多清稀，面色㿠白，或自汗畏风，易于感冒，舌淡苔白，脉虚弱。

　　【证候分析】本证一般以咳喘无力，气少不足以息和全身机能活动减弱为辨证要点。肺主气，司呼吸，肺气不足则咳喘气短，气少不足以息，且动则耗气，所以喘息益甚。肺气虚则体倦懒言，且动则耗气，所以喘息益甚，声音低怯。肺气虚不能输布津液，聚而成痰，故痰多清稀。面色㿠白为气虚常见症状。肺气虚不能宣发卫气于肌表，腠理不固，故自汗畏风，易于感冒。舌淡苔白，脉虚弱为气虚之征。

(二)肺阴虚证

　　肺阴虚证，是指肺阴不足，虚热内生所表现的证候。多由久咳伤阴，痨虫袭肺，或热病后期阴津损伤所致。

【临床表现】干咳无痰，或痰少而黏，口燥咽干，形体消瘦，午后潮热，五心烦热，盗汗，颧红，甚则痰中带血，声音嘶哑，舌红少津，脉细数。

【证候分析】本证以肺病常见症状和阴虚内热证共见为辨证要点。肺阴不足，虚火内生，灼液成痰，胶固难出，故干咳无痰，或痰少而黏。阴液不足，上不能滋润咽喉则口燥咽干，外不能濡养肌肉则形体消瘦。虚热内炽则午后潮热，五心烦热。热扰营阴为盗汗，虚热上炎则颧红，肺络受灼，络伤血溢则痰中带血；喉失津润，则声音嘶哑。舌红少津，脉象细数，皆为阴虚内热之象。

(三) 风寒犯肺证

风寒犯肺证，是指风寒外袭，肺卫失宣所表现的证候。

【临床表现】咳嗽痰稀薄色白，鼻塞流清涕，微微恶寒，轻度发热，无汗，苔白，脉浮紧。

【证候分析】本证以咳嗽兼见风寒表证为辨证要点。感受风寒，肺气被束不得宣发，逆而为咳；寒属阴，故痰液稀薄色白。肺气失宣，鼻窍通气不畅致鼻塞流清涕。邪客肺卫，卫气郁遏则恶寒，正气抗邪则发热，毛窍郁闭则无汗。舌苔白，脉浮紧为感受风寒之征。

(四) 风热犯肺证

风热犯肺证，是指风热侵犯肺系，肺卫受病所表现的证候。

【临床表现】咳嗽痰稠色黄，鼻塞流黄浊涕，身热，微恶风寒，口干咽痛，舌尖红苔薄黄，脉浮数。

【证候分析】本证以咳嗽与风热表证共见为辨证要点。风热袭肺，肺失清肃则咳嗽。热邪煎灼津液，故痰稠色黄。肺气失宣，鼻窍津液为风热所熏，故鼻塞不通，流黄浊涕。肺卫受邪，卫气抗邪则发热，卫气郁遏故恶风寒，风热上扰，津液被耗则口干咽痛。舌尖候上焦病变，肺为风热侵袭，所以舌尖发红；苔薄黄，脉浮数皆为风热之征。

(五) 燥邪犯肺证

燥邪犯肺证，是指秋令燥邪犯肺耗伤津液，侵犯肺卫所表现的证候。

【临床表现】干咳无痰，或痰少而黏，不易咳出。唇、舌、咽、鼻干燥欠润，或身热恶寒，或胸痛咯血。舌红苔白或黄，脉数。

【证候分析】本证以肺系症状表现干燥少津为辨证要点。燥邪犯肺，津液被伤，肺不得滋润而失清肃，故干咳无痰，或痰少而黏，不易咳出。伤津化燥，气道失其濡润，所以唇、舌、咽、鼻都见干燥而欠润。肺为燥邪所袭，肺卫失宣，则见血热恶寒。若燥邪化火，灼伤肺络，可见胸痛咯血。燥邪伤津则舌红，邪偏肺卫，苔多白，燥邪袭肺，苔多黄。脉数为燥热之象。

小结

风热犯肺、燥邪犯肺

　　风热犯肺：发病季节：冬春多见；主症：咳嗽痰稠色黄；兼症：鼻塞流黄浊涕，身热恶风，口干咽痛；舌苔：舌尖红苔薄黄；脉象：脉浮数。

　　燥邪犯肺：发病季节：秋季多见；主症：干咳痰少质黏，唇、舌、咽、鼻干燥；兼症：恶寒发热；舌苔：舌红苔白或黄；脉象：数。

（六）痰湿阻肺证

痰湿阻肺证，是指痰湿阻滞肺系所表现的证候。多由脾气亏虚，或久咳伤肺，或感受寒湿等病邪引起。

【临床表现】咳嗽痰多质黏色白易咯，胸闷，甚则气喘痰鸣，舌淡苔白腻，脉滑。

【证候分析】本证以咳嗽痰多质黏色白易咯为辨证要点。脾气亏虚，输布失常，水湿凝聚为痰，上渍于肺；或寒湿外袭肺脏使宣降失常，肺不布津，水液停聚而为痰湿，阻于肺间，肺气上逆，故咳嗽多痰，痰液黏腻色白易于咯出。痰湿阻滞气道，肺气不利，则为胸痛，甚则气喘痰鸣。舌淡苔白腻，脉滑，是为痰湿内阻之征。

小结

> **风寒犯肺证、痰湿阻肺证**
>
> 风寒犯肺证：性质：实证；主症：咳嗽痰液稀白；兼症：鼻塞流清涕，恶寒发热无汗；舌苔：白苔；脉象：浮紧。
>
> 痰湿阻肺证：性质：外感急性发作属实证，慢性发作为本虚表实证；主症：咳嗽痰多，质黏，色白，易咯；兼症：胸闷，甚则气喘痰鸣；舌苔：舌淡苔白腻；脉象：滑。

（七）大肠湿热证

大肠湿热证，是指湿热侵袭大肠所表现的证候。多因感受湿热外邪，或饮食不节等因素引起。

【临床表现】腹痛，下痢脓血，里急后重，或暴注下泻，色黄而臭，伴见肛门灼热，小便短赤，身热口渴。舌红苔黄腻，脉滑数或濡数。

【证候分析】本证以腹痛，排便次数增多，或下痢脓血，或下黄色稀水为辨证要点。湿热在肠，阻滞气机，故腹痛，里急后重。湿热蕴结大肠，伤及气血腐化为脓血，故下痢脓血。

湿热之气下迫，故见暴注下泻，肛门灼热。热邪内积，湿痢伤津，故身热口渴，小便短赤。

舌红苔黄腻为湿热之象。湿热为病，有湿重、热重之分，湿重于热，脉象多见濡数，热重于湿，脉象多见滑数。

（八）大肠液亏证

大肠液亏证，是指津液不足，不能濡润大肠所表现的证候。多由素体阴亏，或久病伤阴，或热病后津伤未复，或妇女产后出血过多等因素所致。

【临床表现】大便秘结干燥，难以排出，常数日一行，口干咽燥，或伴见口臭，头晕等症，舌红少津，脉细涩。

【证候分析】本证以大便干燥难于排出为辨证要点。大肠液亏，肠道失其濡润而传导不利，故大便秘结干燥，难以排出，甚或数日一行。阴伤于内，口咽失润，故口干咽燥。大便日久不解，浊气不得下泄而上逆，致口臭头晕。阴伤则阳亢，故舌红少津。津亏脉道失充，故脉来细涩。

（九）肠虚滑泄证

肠虚滑泄证，是指大肠阳气虚衰不能固摄所表现的证候。多由泻、痢久延不愈所致。

【临床表现】 利下无度，或大便失禁，甚则脱肛，腹痛隐隐，喜按喜温，舌淡苔白滑，脉弱。

【证候分析】 本证以大便失禁为辨证要点。下利伤阳，久泻久痢，阳气虚衰，大肠失其固摄之用，因而下利无度，甚则大便失禁或脱肛。大肠阳气虚衰，阳虚则阴盛，寒从内生，寒凝气滞，故腹痛隐隐，喜按喜温。舌淡苔白滑，脉弱均为阳虚阴盛之象。

小结

大肠病三证

大肠湿热证：主症：下痢脓血或黄色稀水；兼症：腹痛，里急后重，肛门灼热，身热口渴，小便短赤；舌苔：舌红苔黄腻；脉象：滑数或濡数。

大肠液亏证：主症：大便秘结难解，数日一行；兼症：口干咽燥，或口臭，头晕；舌苔：舌红少津；脉象：细涩。

肠虚滑泄证：主症：便泄无度或失禁脱肛；兼症：腹痛隐隐，喜按喜温；舌苔：舌淡苔白滑；脉象：弱。

五、肾与膀胱病辨证

肾左右各一，位于腰部，其经脉与膀胱相互络属，故两者为表里。肾藏精，主生殖，为先天之本，主骨生髓充脑，在体为骨，开窍于耳，其华在发。又主水，并有纳气功能。膀胱具有贮尿排尿的作用。

肾藏元阴元阳，为人体生长发育之根，脏腑机能活动之本，一有耗伤，则诸脏皆病，故肾多虚证。膀胱多见湿热证。

肾的病变主要反映在生长发育，生殖机能，水液代谢的异常方面，临床常见症状有腰膝酸软而痛，耳鸣耳聋，发白早脱，齿牙动摇，阳痿遗精，精少不育，女子经少经闭，以及水肿，二便异常等。膀胱的病变主要反映为小便异常及尿液的改变，临床常见尿频、尿急、尿痛、尿闭以及遗尿小便失禁等症。

（一）肾阳虚证

肾阳虚证，是指肾脏阳气虚衰表现的证候。多由素体阳虚，或年高肾亏，或久病伤肾，以及房劳过度等因素引起。

【临床表现】 腰膝酸软而痛，畏寒肢冷，尤以下肢为甚，精神萎靡，面色㿠白或黧黑，舌淡胖苔白，脉沉弱。或男子阳痿，女子宫寒不孕；或大便久泄不止，完谷不化，五更泄泻；或浮肿，腰以下为甚，按之没指，甚则腹部胀满，全身肿胀，心悸咳喘。

【证候分析】 本证一般以全身机能低下伴见寒象为辨证要点。腰为肾之府，肾主骨，肾阳虚衰，不能温养腰府及骨骼，则腰膝酸软疼痛；不能温煦肌肤，故畏寒肢冷。阳气不足，阴寒盛于下，故下肢尤甚。阳虚不能温煦体形，振奋精神，故精神萎靡，面色㿠白。肾阳极虚，浊阴弥漫肌肤，则见面色黧黑。舌淡胖苔白，脉沉弱，均为肾阳虚衰之象。肾主生殖，肾阳不足，命门火衰，生殖机能减退，男子则阳痿，女子则宫寒不孕。命门火衰，火不生土，脾失健运，故久泄不止，完谷不化或五更泄泻。肾阳不足，膀胱气化功能障碍，水液内停，溢于肌肤而为水肿；水湿下趋，肾处下焦，故腰以下肿甚，按之没指；水势泛滥，阻滞气机，则腹部胀满，水气上逆凌心射肺，故见心悸咳喘。

（二）肾阴虚证

肾阴虚证，是指肾脏阴液不足表现的证候。多由久病伤肾，或禀赋不足，房事过度，或过服温燥劫阴之品所致。

【临床表现】腰膝酸痛，眩晕耳鸣，失眠多梦，男子遗精早泄，女子经少经闭，或见崩漏，形体消瘦，潮热盗汗，五心烦热，咽干颧红，溲黄便干，舌红少津，脉细数。

【证候分析】本证以肾病主要症状和阴虚内热证共见为辨证要点。肾阴不足，髓海亏虚，骨骼失养，故腰膝酸痛，眩晕耳鸣。肾水亏虚，水火失济则心火偏亢，致心神不宁，而见失眠多梦。阴虚相火妄动，扰动精室，故遗精早泄。女子以血为用，阴亏则经血来源不足，所以经量减少，甚至闭经。阴虚则阳亢，虚热迫血可致崩漏。肾阴亏虚，虚热内生，故见形体消瘦，潮热盗汗，五心烦热，咽干颧红，溲黄便干，舌红少津，脉细数等症。

（三）肾精不足证

肾精不足证，是指肾精亏损表现的证候。多因禀赋不足，先天发育不良，或后天调养失宜，或房劳过度，或久病伤肾所致。

【临床表现】男子精少不育，女子经闭不孕，性机能减退。小儿发育迟缓，身材矮小，智力和动作迟钝，囟门迟闭，骨骼痿软。成人早衰，发脱齿摇，耳鸣耳聋，健忘恍惚，动作迟缓，足痿无力，精神呆钝等。

【证候分析】本证以生长发育迟缓，生殖机能减退，以及成人早衰表现为辨证要点。肾精主生殖，肾精亏，则性机能低下，男子见精少不育，女子见经闭不孕。肾为先天之本，精不足则无以化气生血，充肌长骨，故小儿发育迟缓，身材矮小；无以充髓实脑，致智力迟钝，动作缓慢，精亏髓少，骨骼失养，则囟门迟闭，骨骼痿软，成人早衰。肾之华在发，精不足，则发不长，易脱发；齿为骨之余，失精气之充养，故齿牙动摇，耳为肾窍，脑为髓海，精少髓亏，脑少空虚，故见耳鸣耳聋，健忘恍惚。精损则筋骨疲惫，故动作迟缓，足痿无力。肾衰精，脑失充，则灵机失运，可见精神呆钝。

（四）肾气不固证

肾气不固证，是指肾气亏虚固摄无权所表现的证候。多因年高肾气亏虚，或年幼肾气未充，或房事过度，或久病伤肾所致。

【临床表现】神疲耳鸣，腰膝酸软，小便频数而清，或尿后余沥不尽，或遗尿失禁，或夜尿频多。男子滑精早泄，女子白带清稀，胎动易滑，舌淡苔白，脉沉弱。

【证候分析】本证一般以肾气膀胱不能固摄表现的症状为辨证要点。肾气亏虚则机能活动减退，气血不能充耳，故神疲耳鸣。骨骼失之温养，故腰膝酸软。肾气虚膀胱失约，故小便频数而清长，或夜尿频多，甚则遗尿失禁；排尿机能无力，尿液不能全部排出，可致尿后余沥不尽。肾气不足，则精关不固，精液外泄，故滑精早泄。肾虚而冲任亏损，下元不固，则见带下清稀。胎元不固，每易造成滑胎。舌淡苔白，脉沉弱，为肾气虚衰之象。

(五)肾不纳气证

肾不纳气证，是指肾气虚衰，气不归元所表现的证候。多由久病咳喘，肺虚及肾，或劳伤肾气所致。

【临床表现】久病咳喘，呼多吸少，气不得续，动则喘息益甚，自汗神疲。声音低怯，腰膝酸软，舌淡苔白，脉沉弱。或喘息加剧，冷汗淋漓，肢冷面青，脉浮大无根；或气短息促，面赤心烦，咽干口燥，舌红，脉细数。

【证候分析】本证一般以久病咳喘，呼多吸少，气不得续，动则益甚和肺肾气虚表现为辨证要点。肾虚则摄纳无权，气不归元，故呼多吸少，气不得续，动则喘息益甚。骨骼失养，故腰膝酸软。肺气虚，卫外不固则自汗，机能活动减退，故神疲、声音低怯。舌淡苔白，脉沉弱，为气虚之征。若阳气虚衰欲脱，则喘息加剧，冷汗淋漓，肢冷面青。虚阳外浮，脉见浮大无根。肾虚不能纳气，则气短息促。肾气不足，久延伤阴，阴虚生内热，虚火上炎，故面赤心烦，咽干口燥。舌红，脉细数为阴虚内热之象。

肾病各证候的鉴别要点见表2-20、表2-21。

表2-20　肾阳虚证与肾虚水泛证的鉴别

肾阳虚	腰膝酸软，畏冷肢凉	男子阳痿早泄、滑精精冷，女子宫寒不孕，或久泻不止，完谷不化，五更泄泻
肾虚水泛		身体浮肿，腰以下尤甚，按之没指，小便短少，心悸，气短，咳喘痰鸣

表2-21　肾阴虚证与肾精不足证的鉴别

肾阴虚	腰膝酸软	五心烦热，潮热盗汗，骨蒸发热，午后颧红，舌红少津，少苔或无苔，脉细数。
肾精不足		小儿生长发育迟缓；男子精少不育，女子经闭不孕；成人早衰，发脱齿松，健忘恍惚

(六)膀胱湿热证

膀胱湿热证，是湿热蕴结膀胱所表现的证候。多由感受湿热，或饮食不节，湿热内生，下注膀胱所致。

【临床表现】尿频尿急，排尿艰涩，尿道灼痛，尿黄赤浑浊或尿血，或有砂石，小腹痛胀迫急，或伴见发热，腰酸胀痛，舌红苔黄腻，脉滑数。

【证候分析】本证以尿频尿急，尿痛，尿黄为辨证要点。湿热蕴结膀胱，热迫尿道，故尿频尿急，排尿艰涩，尿道灼痛。湿热内蕴，膀胱气化失司，故尿液黄赤混浊，小腹痛胀迫急。湿热伤及阴络则尿血。湿热久郁不解，煎熬尿中杂质而成砂石，则尿中可见砂石。湿蕴郁蒸,热淫肌表,可见发热,波及肾脏,则见腰痛。舌红苔黄腻,脉滑数为湿热内蕴之象。

六、脏腑兼病辨证

人体每一个脏腑虽然有它独自特殊功能,但它们彼此之间却是密切联系的,因而在发病时往往不是孤立的,而是相互关联的。常见有脏病及脏、脏病及腑、腑病及脏、腑病及腑。

凡两个或两个以上脏器相继或同时发病者,即为脏腑兼病。

一般来说,脏腑兼病,在病理上有着一定的内在规律,只要具有表里、生克、乘侮关系的脏器,兼病较常见,反之则较少见。因此在辨证时应注意辨析发病脏腑之间的因果关系,这样在治疗时才能分清主次灵活运用。

脏腑兼病,证候极为复杂,但一般以脏与脏、脏与腑的兼病常见。具有表里关系的病变,已在五脏辨证中论述,现对临床最常见的兼证进行讨论。

(一)心肾不交证

心肾不交证,是指心肾水火既济失调所表现的证候。多由五志化火,思虑过度,久病伤阴,房事不节等引起。

【临床表现】心烦不寐,心悸健忘,头晕耳鸣,腰酸遗精,五心烦热,咽干口燥,舌红,脉细数,或伴见腰部下肢酸困发冷。

【证候分析】本证以失眠,伴见心火亢,肾水虚的症状为辨证要点。心火下降于肾,以温肾水;肾水上济于心,以制心火,心肾相交,则水火既济。若肾水不足,心火失济,则心阳偏亢,或心火独炽,下及肾水,致肾阴亏于下,火炽于上,水火不济,心阳偏亢,心神不宁,故心烦不寐,心悸。水亏阴虚,骨髓不充,脑髓失养,则头晕耳鸣,健忘。腰为肾府,失阴液濡养,则腰酸;精室为虚火扰动,故遗精。五心烦热,咽干口燥,舌红,脉细数,为水亏火亢之征。心火亢于上,火不归元,肾水失于温煦而下凝,则腰足酸困发冷。

(二)心肾阳虚证

心肾阳虚证,是指心肾两脏阳气虚衰,阴寒内盛所表现的证候。多由久病不愈,或劳倦内伤所致。

【临床表现】畏寒肢冷,心悸怔忡,小便不利,肢体浮肿,或唇甲青紫,舌淡暗或青紫,苔白滑,脉沉微细。

【证候分析】本证以心肾阳气虚衰,全身机能活动低下为辨证要点。肾阳为一身阳气之根本,心阳为气血运行、津液流注的动力,故心肾阳虚则常表现为阴寒内盛,全身机能极度降低,血行瘀滞,水气内停等病变。阳气衰微,心失濡养,故心悸怔忡,不能温煦肌肤,则畏寒肢冷。三焦决渎不利,膀胱气化失司,则见小便不利,水液停聚,泛溢肌肤,故肢体浮肿。阳虚运血无力,血行瘀滞,可见口唇爪甲青紫。舌淡暗或青紫,苔白滑,脉沉微细,皆为心肾阳气衰微,阴寒内盛,血行瘀滞,水气内盛之证。

(三)心肺气虚证

心肺气虚证,是指心肺两脏气虚所表现的证候。多由久病咳喘,耗伤心肺之气,或禀赋不足,年高体弱等因素引起。

【临床表现】心悸咳喘,气短乏力,动则尤甚,胸闷,痰液清稀,面色㿠白,头晕神疲,自汗声怯，舌淡苔白，脉沉弱或结代。

【证候分析】本证以心悸咳喘与气虚证共见为辨证要点。肺主呼吸，心主血脉，赖宗气的推动作用以协调两脏的功能。肺气虚，宗气生成不足，可使心气亦虚。反之，心气先虚，宗气耗散，亦能致肺气不足。心气不足，不能养心，则见心悸。肺气虚弱，肃降无权，气机上逆，为咳喘。气虚则气短乏力，动则耗气，故喘息亦甚。肺气虚，呼吸机能减弱，则胸闷不舒；不能输布精微，水液停聚为痰，故痰液清稀。气虚全身机能活动减弱，肌肤脑髓供养不足，则面色㿠白，头晕神疲；卫外不固则自汗；宗气不足故声怯。气虚则血弱，不能上荣舌体，见舌淡苔白。血脉气血运行无力或心脉之气不续，则脉见沉弱或结代。

(四)心脾两虚证

心脾两虚证，是指心血不足，脾气虚弱所表现的证候。多由病久失调，或劳倦思虑，或慢性出血而致。

【临床表现】心悸怔忡，失眠多梦，眩晕健忘，面色萎黄，食欲不振，腹胀便溏，神倦乏力，或皮下出血，妇女月经量少色淡，淋漓不尽等。舌质淡嫩，脉细弱。

【证候分析】本证以心悸失眠，面色萎黄，神疲食少，腹胀便溏和慢性出血为辨证要点。脾为气血生化之源，又具统血功能。脾气虚弱，生血不足，或统摄无权，血溢脉外，均可导致心血亏虚。心主血，血充则气足，血虚则气弱。心血不足，无以化气，则脾气亦虚。

故两者在病理上常可相互影响，成为心脾两虚证。心血不足，心失所养，则心悸怔忡；心神不宁，故失眠多梦，头目失养，则眩晕健忘；肌肤失荣，故面色萎黄无华。脾气不足，运化失健，故食欲不振，腹胀便溏；气虚机能活动减退，故神倦乏力，脾虚不能摄血，可见皮下出血，妇女经量减少，色淡质稀，淋漓不尽。舌质淡嫩，脉细弱，皆为气血不足之征。

(五)心肝血虚证

心肝血虚证，是指心肝两脏血液亏虚所表现的证候。多由久病体虚，或思虑过度暗耗阴血所致。

【临床表现】心悸健忘，失眠多梦，眩晕耳鸣，面白无华，两目干涩，视物模糊，爪甲不荣，肢体麻木，震颤拘挛，妇女月经量少，色淡，甚则经闭。舌淡苔白，脉细弱。

【证候分析】本证一般以心肝病变的常见症状和血虚证共见为辨证要点。心主血，肝藏血，若心血不足，则肝无所藏，肝血不足，则心血不能充盈，因而形成心肝血虚证。心血虚，心失所养，则心悸健忘；心神不安，故失眠多梦；血不上荣，则眩晕耳鸣，面白无华；肝血不足，目失滋养，可致两目干涩，视物模糊；筋脉爪甲失血濡养，可见爪甲不荣，肢体麻木，震颤拘挛；妇女以血为本，肝血不足，月经来源匮乏，则经量减少，色淡质稀，甚至经闭。舌淡苔白，脉细弱为血虚之征。

(六)肝火犯肺证

肝火犯肺证，是指肝经气火上逆犯肺所表现的证候。多由郁怒伤肝，或肝经热邪上逆犯肺所致。

【临床表现】胸胁灼痛，急躁易怒，头晕目赤，烦热口苦，咳嗽阵作，痰黏量少色黄，甚则咯血，舌红苔薄黄，脉弦数。

【证候分析】本证以胸胁灼痛，急躁易怒，目赤口苦，咳嗽为辨证要点。肝主升发，肺主肃降，升降相配，则气机调节平衡。若肝气升发太过，气火上逆，循经犯肺，即成肝火犯肺证。肝经气火内郁，热壅气滞，则胸胁灼痛。肝性失柔，故急躁易怒。肝火上炎，可见头晕目赤。气火内郁，则胸中烦热。热蒸胆气上溢，故觉口苦。气火循经犯肺，肺受火灼，清肃时之令不行，气机上逆，则为咳嗽。津为火灼，炼液为痰，故痰黄黏量少。火灼肺络，络伤血溢，则为咳血，舌红苔薄黄，脉弦数，为肝经实火内炽之征。

(七)肝脾不调证

肝脾不调证，是指肝失疏泄，脾失健运所表现的证候。多由情志不遂，郁怒伤肝，或饮食不节，劳倦伤脾而引起。

【临床表现】胸胁胀满窜痛，喜太息，情志抑郁或急躁易怒，纳呆腹胀，便溏不爽，肠鸣矢气，或腹痛欲泻，泻后痛减。舌苔白或腻，脉弦。

【证候分析】本证以胸胁胀满窜痛，易怒，纳呆腹胀便溏为辨证要点，肝主疏泄，有助于脾的运化功能，脾主健运，气机通畅，有助肝气的疏泄，故在发生病变时，可相互影响，形成肝脾不调证。肝失疏泄，经气郁滞，故胸胁胀满窜痛，太息则气郁得达，胀闷得舒，故喜太息，气机郁结不畅，故精神抑郁；条达的失职，则急躁易怒。脾运失健，气机郁滞，故纳呆腹胀；气滞湿阻，则便溏不爽，肠鸣矢气；腹中气滞则腹痛，排便后气滞得畅，故泻后疼痛得以缓解。本证寒热现象不显，故仍见白苔，若湿邪内盛，可见腻苔，弦脉为肝失柔和之证。

(八)肝胃不和证

肝胃不和证，是指肝失疏泄，胃失和降表现的证候。多由情志不遂，气郁化火，或寒邪内犯肝胃而发病。

【临床表现】脘胁胀闷疼痛，嗳气呃逆，嘈杂吞酸，烦躁易怒，舌红苔薄黄，脉弦或带数象。或巅顶疼痛，遇寒则甚，得温痛减，呕吐涎沫，形寒肢冷，舌淡苔白滑，脉沉弦紧。

【证候分析】本证临床常见有两种表现，一为肝郁化火，横逆犯胃型，以脘胁胀痛，吞酸嘈杂，舌红苔黄为辨证要点；一为寒邪内犯肝胃型，以巅顶痛，吐涎沫，舌淡苔白滑为辨证要点。肝主升发，胃主下降，两者密切配合，以协调气机升降的平衡。当肝气或胃气失调，常可演变为脾胃不和证。

肝郁化火，横逆犯胃，肝胃气滞，则脘胁胀闷疼痛；胃失和降，气机上逆，故嗳气呃逆；肝胃气火内郁，可见嘈杂吞酸；肝失条达，故急躁易怒。舌红苔黄，脉弦带数，均为气郁化火之象。若寒邪内犯肝胃，阴寒之气循肝经上达巅顶，经气被遏，故巅顶疼痛；寒性阴凝，得阳始运，得寒则凝，故头痛遇寒加剧，得温痛减。胃府受病，中阳受伤，水津不化，气机上逆，则呕吐清稀涎沫；阳气受伤，不能外温肌肤，则形寒肢冷。舌淡苔白滑，脉沉弦紧为寒邪内盛之象。

(九)肝肾阴虚证

肝肾阴虚证，是指肝肾两脏阴液亏虚所表现的证候。多由久病失调，房事不节，情志内伤等引起。

【临床表现】头晕目眩，耳鸣健忘，失眠多梦，咽干口燥，腰膝酸软；胁痛，五心烦热，颧红盗汗，男子遗精，女子经少。舌红少苔，脉细数。

【证候分析】本证一般以胁痛，腰膝酸软，耳鸣遗精与阴虚内热证共见为辨证要点。肝肾阴液相互资生，肝阴充足，则下藏于肾，肾阴旺盛，则上滋肝木，故有"肝肾同源"之说。

在病理上，两者往往相互影响，表现为盛则同盛，衰则同衰，形成肝肾阴虚证。肾阴亏虚，水不涵木，肝阳上亢，则头晕目眩，耳鸣健忘；虚热内扰，心神不安，故失眠多梦；津不上润，则口燥咽干；筋脉失养，故腰膝酸软无力。肝阴不足，肝脉失养，致胁部隐隐作痛。阴虚生内热，热蒸于里，故五心烦热；火炎于上，则两颧发红；内迫营阴，使夜间盗汗；扰动精室，故多见梦遗。冲任隶属肝肾，肝肾阴伤，则冲任空虚，而经量减少。舌红少苔，脉细数，为阴虚内热之证。

(十)脾肾阳虚证

脾肾阳虚证，是指脾肾两脏阳气亏虚所表现的证候。多由久病、久泻或水邪久停，导致脾肾两脏阳虚而成。

【临床表现】面色㿠白，畏寒肢冷，腰膝或下腹冷痛，久泻久痢，或五更泄泻，或下利清谷，或小便不利，面浮肢肿，甚则腹胀如鼓。舌淡胖，苔白滑，脉沉细。

【证候分析】本证一般以腰膝、下腹冷痛，久泻不止，浮肿等与寒证并见为辨证要点。

肾为先天之本，脾为后天之本，在生理上脾肾阳气相互资生，相互促进，脾主运化，布精微，化水湿，有赖命火之温煦；肾主不液，温养脏腑，须靠脾精的供养，若肾阳不足，不能温养脾阳，则脾阳亦不足或脾阳久虚，日渐损及肾阳，则肾阳亦不足，无论脾阳虚衰或肾阳不足，在一定条件下，均能发展为脾肾阳虚证。脾阳虚不能运化水谷，气血化生不足，故面色㿠白。

阳虚无以温煦形体，故畏寒肢冷。阳虚内寒，经脉凝滞，故少腹腰膝冷痛。脾肾阳虚，水谷不得腐熟运化，故泻下不止。不利清谷，五更泄泻。阳虚无以运化水湿，溢于肌肤，则面浮肢肿；停于腹内则腹胀如鼓；水湿内聚，气化不行，则小便不利。舌淡胖，苔白滑，脉沉细属阳虚水寒内蓄之象。

(十一)脾肺气虚证

脾肺气虚证，是指脾肺两脏气虚所表现的虚弱证候。多由久病咳喘，肺虚及脾；若饮食劳倦伤脾，脾虚及肺所致。

【临床表现】久咳不止，气短而喘，痰多稀白，食欲不振，腹胀便溏，声低懒言，疲倦乏力，面色㿠白，甚则面浮足肿。舌淡苔白，脉细弱。

【证候分析】本证主要以咳喘，纳少、腹胀便溏与气虚证共见为辨证要点。脾为生气之源，肺为主气之枢。久咳肺虚，肺失宣降，气不布津，水聚湿生，脾气受困，故脾因之失健。

或饮食不节，损伤脾气，湿浊内生，脾不散精，肺亦因之虚损。久咳不止，肺气受损，故咳嗽气短而喘；气虚水津不布，聚湿生痰，则痰多稀白。脾运失健，则食欲不振，腹胀不舒；湿浊下注，故便溏。声低懒言，疲倦乏力，为气虚之象。肌肤失养，则面色㿠白，水湿泛滥，可致面浮肢肿。舌淡苔白，脉细弱，均为气虚之征。

(十二)肺肾阴虚证

肺肾阴虚证，是指肺、肾两脏阴液不足所表现的证候。多由久咳肺阴受损，肺虚及肾或肾阴亏虚，肾虚及肺所致。

【临床表现】咳嗽痰少，或痰中带血甚至咯血，口燥咽干，声音嘶哑，形体消瘦，腰膝酸软，颧红盗汗，骨蒸潮热，男子遗精，女子月经不调，舌红少苔，脉细数。

【证候分析】本证一般以久咳痰血，腰膝酸软，遗精等症与阴虚证共见为辨证要点。肺肾阴液互相滋养，肺津敷布以滋肾，肾精上滋以养肺，称为"金水相生"。在病理变化上，无论病起何脏,其发展均可形成肺肾阴虚证。阴虚肺燥,清肃失职,故咳嗽痰少;热灼肺络,络损血溢,故痰中带血甚或咯血;津不上承,则口干咽燥。喉为肺系,肾脉循喉,肺肾阴亏喉失滋养兼虚火熏灼会厌,则声音嘶哑;肌肉失养,则形体日渐消瘦。虚火上浮则颧红,虚热迫津外泄则盗汗,阴虚生内热,故骨蒸潮热。腰为肾府,肾阴亏虚,失其濡养,则腰膝酸软。热扰精室,肾失封藏,则遗精。肾水不足,阴血亏虚则致经少;火灼阴络受伤则见崩中,皆为月经不调。舌红少苔,脉细数为阴虚发热之症。

第四节　经络辨证

经络辨证,是以经络学说为理论依据,对病人的若干症状体征进行分析综合,以判断病属何经、何脏、何腑,从而进一步确定发病原因,病变性质、病理机转的一种辨证方法,是中医诊断学的重要组成部分。

经络是人体经气运行的通道,又是疾病发生和传变的途径。其分布周身、运行全身气血,联络脏腑肢节,沟通上下内外,使人体各部相互协调,共同完成各种生理活动。故当外邪侵入人体,经气失常,病邪会通过经络逐渐传入脏腑;反之,如果内脏发生病变,同样也循着经络反映于体表,在体表经脉循行的部位,特别是经气聚集的腧穴之处,出现各种异常反应,如麻木、酸胀、疼痛,对冷热等刺激的敏感度异常,或皮肤色泽改变,或见脱屑、结节等。

例如《素问·脏气法时论》"肝者,两胁下痛,引少腹;……肺病者,喘咳逆气肩背痛"。

胁下、少腹、肩背,便是该脏经络循行之处。正由于经络系统能够有规律地反映出若干证候,因此临床根据这些证候,用经络辨证的方法,以进一步确定病变性质及其发展趋势。

经络辨证与脏腑辨证互为补充,二者不可截然分开。脏腑病证侧重于阐述脏腑功能失调所出现的各种症状,而经络病证则主要是论述经脉循行部位出现的异常反应,对其所属脏腑病证论述较为简略,是脏腑辨证的补充,对临床各科,特别是针灸、按摩、气功等治疗具有重要意义。

◆ 一、十二经脉病证

十二经脉,包括手足三阴经和三阳经。它们的病理表现有三个特点:一是经脉受邪,经气不利出现的病证与其循行部位有关。如膀胱经受邪,可是腰背、腘窝、足跟等处疼痛;二是与经脉特性和该经所属脏腑的功能失调有关。如肺经为十二经之首,易受外邪侵袭而致气机壅塞,故见胸满,咳喘气逆等肺失宣降的症状;三是一经受邪常影响其他经脉,如脾经患病可是胃脘疼痛,食后作呕等胃经证。可见十二经病证是有一定规律可循的,掌握其规律和特点,便可以帮助我们推求出病因病机与病名,更好地指导临床。

(一)手太阴肺经病证

手太阴肺经病证是指手太阴肺经经脉循行部位及肺脏功能失调所表现的临床证候。肺主气,司呼吸、连喉系,属于太阴经,多气多血,每日寅时周身气血仅注于肺。

【临床表现】肺胀、咳喘、胸部满闷;缺盆中痛;肩背痛,或肩背寒,少气,自汗出,濡或臂内前廉痛，常中热，小便频数或色变等。

【证候分析】肺为生气之源，其脉循胃口上膈属肺。肺合皮毛，肌表受邪，内传于肺，失其宣降，致胸闷胀满、咳喘气逆；缺盆为十二经通络，与肺接近，肺气不畅，故见疼痛；肺经行于肘臂间，其经气不利，则肩背及臑、臂内侧前缘疼痛，掌中热；邪客于肌表，卫气郁闭，故是恶寒发热；腠理不固，则汗出；外邪入里化热，或肺经有热，则可见烦渴、咽干；肺为肾母，邪伤其气，故小便频数或色变。

(二)手阳明大肠经病证

手阳明大肠经病是指手阳明大肠经经脉循行部位及大肠功能失调所表现的临床证候。大肠禀燥化之气，主津液所生的疾病，属手阳明经，每日卯时周身气血俱注入大肠。

【临床表现】齿痛、颈肿；咽喉肿痛，鼻衄，目黄口干；肩臂前侧疼痛；拇、食指疼痛、活动障碍。

【证候分析】手阳明大肠经的支脉，从缺盆上顿贯颊入齿，故病则齿痛、颈肿、咽喉肿痛，大肠经之别络达目，邪热炽盛，则目黄口干；热盛迫血妄行，故鼻衄；病邪阻滞经脉，气血不畅，则肩臂前侧疼痛；拇、食指疼痛及活动障碍，均为本经经脉所及的病变。

(三)足阳明胃经病证

足阳明胃经病证是指足阳明胃经经脉循行部位及胃腑功能失调所表现的临床证候。脾与胃相连，以脏腑而言，均属土；以表里而言，脾阴而胃阳；以运化而言，脾主运而胃主化。

足阳明胃经多气血，每日辰时周身气血俱注于胃。

【临床表现】壮热、汗出、头痛、颈肿、咽喉肿痛、齿痛，或口角歪斜，鼻流浊涕；或鼻衄；惊惕狂躁；或消谷善饥，脘腹胀满；或膝腹肿痛，胸乳部、腹股部、下肢外侧、足背、足中趾等多处疼痛，足中肢活动受限。

【证候分析】胃经多气多血，受邪后易从阳化热，刚见里实热证。里热内盛则壮热；邪热迫津外出致汗出；胃火循经上炎，则见头痛、颈肿、咽喉肿痛、齿痛，口唇疮疹；若风邪侵袭，可见口角歪斜，鼻流浊涕；热盛迫血妄行，则鼻衄；热扰神明，则惊惕发狂而躁动，胃火炽盛，致消谷善饥；胃病及脾，中焦气阻，则脘腹胀满；胃经受邪，气机不利，则所循行部位如胸乳部、腹股部、下肢外侧，足背、足中趾等多处疼痛，且活动受限。

(四)足太阴脾经病证

足太阴脾经病证是指足太阴脾经经脉循行部位及脾脏功能失调所表现的临床证候。脾为胃行其津液，为十二经脉的根本，属足太阴经，主血少气旺，每日巳时周身气血注于脾。

【临床表现】舌本强、食则呕、胃脘痛、腹胀善噫，得后与气则快然如衰，身体皆重。

舌本痛，体不能动摇，食不下，烦心，心下急痛、溏泻、症瘕、泄、水团、黄疸，不能卧，股膝内肿厥，足大趾不用。

【证候分析】脾经血少气旺，如果经气发生变动，因其脉连舌本，所以发生舌根强硬现象。脾病失运，所以食则呕，胃脘痛，腹胀。若阴盛而上走阳明，故气滞而为噫气；得后与气则快然如衰者，为脾气得以输转而气通，所以矢气或大便后腹胀和噫气就得以衰减或暂时消除。脾主肌肉，湿邪内困，故身体皆重。脾不健运，筋脉失养，则舌本痛，肢体关节不能动摇。足太阴的脉，上膈注心中，故为烦心，心下急痛。脾经有寒，则为溏泄；脾经有郁滞则为症瘕。脾病不能制水则为泄，为水闭，为黄疸，不能卧。足太阴脾经起于大趾。上膝股内前廉，故为肿为厥，为大趾不用等病。

(五) 手少阴心经病证

手少阴心经病证，是指手少阴心经经脉循行部位及心脏功能失调所表现的临床证候。手少阴心经少血多，十二经之气皆感而应心，十二经之精皆贡而养心，故为生之本，神之居，血之主，脉之宗。每日午时，周身气血注于心。

【临床表现】心胸烦闷疼痛、咽干、渴而欲饮、目黄、胁痛、挠臂内侧后缘痛厥，掌中热。

【证候分析】心属火脏，故心经病变多见热证。心火内盛，则心胸烦闷疼痛；本经的支脉从心系上挟于咽部，放心火上炎，心阴耗损，则咽干，渴而欲饮；手少阴心脉系于目系，又出于胁下，故目黄胁痛。心脉又循桡臂内侧入掌中，故而可见桡臂内侧后缘痛和掌中发热之征。

(六) 手太阳小肠经病证

手太阳小肠经病证，是指手太阳小肠经经脉循行部位及小肠功能失调表现出的临床证候。

小肠为受盛之官，化物所出，与心为表里，居太阳经，少气多血。每日未时周身气血惧注于小肠。

【临床表现】耳聋、目黄、咽痛；肩似拔、挠似折。颈项肩挠肘臂外后廉痛。

【证候分析】小肠经属阳，其病多热。小肠经支脉从缺盆循颈上颊，至目锐眦，即入耳中，故出现聋、目黄、咽痛；肩似拔，挠似折，乃由于手太阳之脉循挠外后廉出肩解绕肩胛，交肩上的缘故。热邪侵袭小肠经脉，则肩、肘、臂外侧后缘等处疼痛。

(七) 足太阳膀胱经病证

足太阳膀胱经病证，是指足太阳膀胱经经脉循行部位及膀胱功能失调所表现的临床证候。

膀胱为州都之官，藏津液，居太阳经，少气而多血。每日申时周身气血俱注于膀胱。

【临床表现】发热，恶风寒，鼻寒流涕，头痛，项背强痛；目似脱项如拔，腰似折，膝如结，踹如裂；癫痫、狂证、疟疾、痔疮；腰脊、腘窝，腓肠肌、足跟和小趾等处疼痛，活动障碍。

【证候分析】膀胱经行于背部，易受外邪侵袭。邪客体表，卫阳郁滞，故是发热，恶风寒，鼻寒流涕。本经脉上额交巅入络脑，故是头痛，项背痛；又因足太阳经起目内眦，还出别下项、抵腰中、过髀枢、下合腘中、贯踹内，故本经有病，疼痛得眼珠好像要脱出一样，颈项好像被人拉拔一样，腰好像要折断一样，膝弯部位好像结扎一样不能弯曲，踹部 (即小腿肚) 像撕裂一样疼痛，股关节属各曲不利，其所过部位均疼痛，足小趾不能随意运动；热邪极盛则发生癫痫、狂证、疟疾；热聚肛门，气血壅滞，则酿生痔疮。

(八) 足少阴肾经病证

足少阴肾经病狂，是指足少阴肾经经脉循行部位及肾脏功能失调所表现的临床证候。肾脏藏精主水，属阳气初转，阳气乍生的少阴。足少阴肾经，多气而少血。每日酉时周身气血俱注于肾。

【临床表现】面黑如漆柴，头晕目眩；气短喘促，咳嗽咯血；饥不欲食，心胸痛，腰脊下肢无力或痿厥，足下热痛；心烦、易惊、善恐、口热舌干，咽肿。

【证候分析】肾虽属阴，内藏元阳，水中有火；肾又为五脏之本，则易影响其脏腑而出现寒热错杂、虚实相兼的证候。肾主水，水色黑、肾精亏损，不能上荣于面，故见面黑如漆柴，头晕目眩；金水相生，肾虚子病及母，故咳唾有血或气促而喘。肾阴不足，虚火上犯于胃，致饥不欲食；心肾不交，故心烦，易惊、善恐和心胸疼痛；病邪沮滞肾经，则腰脊下肢无力或痿厥，足下热痛。

（九）手厥阴心包经病证

手厥阴心包经病证，是指手厥阴心包经经脉循行部位及心包络功能失常所表现的临床证候。心包络为心之宫城，位居相火，代君行事属于厥阴经，少气而多血。每日戌时周身气血俱注于心包络经。

【临床表现】手心热，臂肘挛急，腋肿，甚则胸胁支满，心烦、心悸、心痛、喜笑不休、面赤目黄等。

【证候分析】心包为心之外围，内寄相火，其病多见热证并往往影响到心。手厥阴之脉起于胸中，循胸出胁，入于掌中，故其所循行的部位发生病变，引起手心热，上部上肘部挛急腋肿，胸胁支满；气血运行不畅，则心悸，心痛；神魂不宁，则心烦甚或喜笑不休；心火上炎，故目赤目黄。

（十）手少阳三焦经病证

手少阳三焦经病证，是指手少阳三焦经经脉循行部位及三焦功能失调所表现的临床证候。

三焦为人体水谷精微生化和水液代谢的通路，总司人体的气化，属手少阳经，少血多气。每日亥时周身气血俱注于三焦。

【临床表现】耳聋、心胁痛，目锐眦痛，颊部耳后疼痛，咽喉肿痛，汗出，肩肘、前臂痛，小指、食指活动障碍。

【证候分析】三焦之脉上项系耳后，故本经受邪，热邪上扰，则见耳聋，三焦出气以温肌肉、充皮肤，故为汗出。三焦是主气所生病者，气机抑郁，则心胁不舒而痛，肩肘、前臂疼痛，小指、食指活动障碍，都是由于经脉循行之所处，经气不利所引起。

（十一）足少阳胆经病证

足少阳胆经病证，是指足少阳胆经经脉循行部位及胆腑功能失常所表现临床证候。胆为中精之府，十一经皆取决于胆，属足少阳经，多气少血。每日子时周身气血俱注于胆。

【临床表现】口苦、善太息，心胁痛不能转侧，甚则面微有尘，体无膏泽，足外反热。头痛颔痛，缺盆中肿痛，腋下肿，马刀侠瘿，汗出振寒为疟，胸、胁、肋髀、膝外至胫，绝骨外踝前及诸节皆痛，足小趾、次趾不用。

【证候分析】胆经为人体气机出入之枢纽，邪客于此，气机失常，则见胆液外溢而口苦，胆郁不舒，故善太息。足少阳之别，贯心循胁里，故心胁痛不能转侧；足少阳之别散于面，胆木为病，故面微有尘，体无膏泽。少阳属半表半里，阳胜则汗出，风胜则振寒而为疟。其他各证，皆为其经脉所及经气不利而成。

（十二）足厥阴肝经病证

足厥阴肝经病证，是指足厥阴肝经经脉循行部位及肝脏功能失调所表现的临床证候。肝主藏血，主疏泄，属足厥阴经，少气而多血。每日丑时周身气血俱注于肝。

【临床表现】腰痛不可俯仰，面色晦暗，咽干，胸满、腹泻、呕吐、遗尿或癃闭，疝气或妇女少腹痛。

【证候分析】足厥阴的支脉与别络，和太阳少阳之脉，同结于腰踝下中部下部之间，故病则为腰痛不可俯仰。肝血不足，不能上养头面，致面色晦暗；肝脉循喉咙之后，上入颃颡，上出额，其支者从目系下颊里，故病则咽干，肝经上行夹胃贯膈，下行过阴器抵少腹，故病则胸满、呕吐、腹泻，遗尿或癃闭，疝气或妇女少腹痛等。

二、奇经八脉病证

奇经八脉为十二正经以外的八条经脉，除其本经循行与体内器官相连属外，并通过十二经脉与五脏六腑发生间接联系，尤其是冲、任、督、带四脉与人体的生理、病理，都存在着密切的关系。奇经八脉具有联系十二经脉，调节人体阴阳气血的作用。分言之，督脉总督一身之阳；任脉总任一身之阴；冲脉为诸脉要冲，源起气冲；带脉状如腰带，总束诸脉；阳跷为足太阳之别脉，司一身左右之阳；阴跷为足少阴之别动脉，司一身左右之阴；阳维脉起于诸阳会，阴维脉起于诸阳交，为全身纲维。撰人体脏腑经络有病通过奇经八脉表现出来。

(一) 督脉病证

督脉病证，是指督脉循行部位及与其相关的脏腑功能失调所表现的临床证候。督脉起于会阴，循背而行于身之后，为阳脉的总督，故又称为"阳脉之海"，其别脉和厥阴脉会于巅，主身后之阳。

【临床表现】腰骶脊背痛，项背强直，头重眩晕。大人癫疾，小儿风痫。

【证候分析】脉起于会阴，并于脊里，上风府、人脑、上巅、循额，故病邪阻滞督脉，经气不利，故腰骶脊背痛，项痛强直；督脉失养，脑海不足，故见头晕头重；若阴阳气错乱，则可出现大人癫疾和小儿风痫。

(二) 任脉病证

任脉病证，是指任脉循行部位及与其相关脏腑功能失调所表现的临床证候。任脉起于中极之下，循腹而行身之前，与冲脉主身前之阴又称"阴脉之海"。任脉又主胞胎。

【临床表现】脐下、少腹阴中疼痛，男子内结七疝，女子带下症瘕。

【证候分析】任脉主阴，易感寒邪，寒凝于脉，血行不畅，则脐下，少腹阴中疼痛；任脉固主血前之阴，阴凝寒滞，气血瘀阻，则见男子疝气，女子带下症瘕积聚。

(三) 冲脉病证

冲脉病证，是指冲脉循行部位及其相关脏腑功能失调所表现的临床证候。冲脉起于气街，与少阴之脉挟脐上行，有总领诸经气血的功能，能调节十二经气血，故又称为"血海""经脉之海"，与任脉同主身前之阴。

【临床表现】气逆里急，或气从少腹上冲胸咽、呕吐、咳嗽；男子阳痿，女子经闭不孕或胎漏。

【证候分析】冲为经脉之海，由于冲脉之气失调，与足阳明之气相并而上逆，气不得降，故出现气从少腹上冲胸、咽、呕吐、咳嗽等症；冲为血海，与任脉共同参与生殖机能，冲任失调或气血不充，致男子阳痿，女子经闭不孕等。

（四）带脉病证

带脉病证，是指带脉循行部位及其相关脏腑功能失调所表现的临床证候。带脉起于季胁，绕腰一周，状如束带，总约十二经脉及其他七条奇经。

【临床表现】腰酸腿痛，腹部胀满，赤白带下，或带下清稀，阴挺、漏胎。

【证候分析】带脉环腰，总束诸脉，人身冲任二脉，与阳明合于宗筋，会于气街，皆属于带脉，而络于督脉，则太冲所以能够上养心肺，须赖带脉以主持之，而人身之气所以能上下流行，亦赖带脉为关锁。带脉经气不利，故出现腰酸腿痛；中气不运，水湿困阻于带脉，则腹部胀满，带下清稀量多；带脉气虚，不能维系胞胎，则见阴挺、漏胎。

（五）阳跷、阴跷脉病证

阳跷、阴跷脉病证，是指阳跷、阴跷脉循行部位及其相关脏腑功能失调所表现的临床证候。阴跷主一身左右之阴，阳跷主一身左右之阳，均起于眼中。跷脉左右成对，均达于目内眦，有濡养眼目，司开合的作用。

【临床表现】阳跷为病，阴缓而阳急；阴跷为病，阳缓而阴急。阳急则狂走，目不昧；阳跷急则阴厥。

【证候分析】阳跷、阴跷二脉均起于足跟，阳跷循行于下肢外侧，阴跷循行于下肢内侧，二者协调关节，有保持肢体动作矫捷的作用。如某侧发生病变，则经脉拘急，另一侧则相对弛缓。两脉均达于目内眦，故阳跷患病，阳气偏亢则目内眦赤痛，或失眠而狂走；阴跷患病；阴寒偏盛，寒盛则下肢厥冷。

（六）阳维、阴维病证

阳维、阴维病证，是指阳维、阴维二脉循行部位及其相关脏腑功能失调所表现的临床证候。阳维起于诸阳之会，阴维起于诸阴之交，分别维系三阳经和三阴经。

【临床表现】阳维为病苦寒热，阴维为病苦心痛。若阴阳不能自相维系，则见精神恍惚，不能自主，倦怠乏力。

【证候分析】人身阳脉统于督，阴脉统于任，而诸阳清阴之散现而会者，又必有经脉以维系而主持之，二维脉有维系阴阳之功能。阳维脉起于诸阳会，以维系诸阳经，由外踝而上行于卫分，故阳维脉受邪，可见发热、恶寒；阴维脉起于诸阴交，以维系诸阴经，由内踝而上行于营分，故阴维脉受邪，则见心痛。若二脉不能相互维系，阴阳失调，阳气耗伤则倦怠无力，阳精亏虚则精神恍惚，不由自主。

第五节　六经辨证

六经辨证，始见于《伤寒论》，是东汉医学家张仲景在《素问·热论》等篇的基础上，结合伤寒病证的传变特点所创立的一种论治外感病的辨证方法。它以六经（太阳经、阳明经、少阳经、太阴经、少阴经、厥阴经）为纲，将外感病演变过程中所表现的各种证候，总结归纳为三阳病（太阳病、阳明病、少阳病）、三阴病（太阴病、少阴病、厥阴病）六类，分别从邪正盛衰，病变部位，病势进退及其相互传变等方面阐述外感病各阶段的病变特点。凡是抗病能力强、病势亢盛的，为三阳病证；抗病力衰减，病势虚弱的，为三阴病证。

六经病证，是经络，脏腑病理变化的反映。其中三阳病证以六腑的病变为基础；三阴病证以五脏的病变为基础。所以说六经病证基本上概括了脏腑和十二经的病变。运用六经辨证，不仅仅局限于外感病的诊治，对内伤杂病的论治，也同样具有指导意义。

一、六经病证的分类

六经病证是外邪侵犯人体，作用于六经，致六经所系的脏腑经络及其气化功能失常，从而产生病理变化，出现一系列证候。经络脏腑是人体不可分割的有机整体，故某一经的病变，很可能影响到另一经，六经之间可以相互传变。六经病证传变的一般规律是由表入里，由经络而脏腑，由阳经入阴经。病邪的轻重、体质强弱，以及治疗恰当与否，都是决定传变的主要因素。如病人体质衰弱，或医治不当，虽阳证亦可转入三阴；反之，如病护理较好，医治适宜，正气得复，虽阴证亦可转出三阳。因而针对临床上出现的各种证候，运用六经辨证的方法，来确定何经为病，进而明确该病证的病因病机，确立相应的治法，列出一定的方药，这正是六经病证分类的意义所在。

(一) 太阳病证

太阳病证，是指邪自外入或病由内发，致使太阳经脉及其所属脏腑功能失常所出现的临床证候。太阳，是阳气旺盛之经，主一身之表，簇摄营卫，为一身之藩篱，包括足太阳膀胱经和手太阳小肠经。外邪侵袭人体，大多从太阳而入，卫气奋起抗邪，正邪相争，太阳经气不利，营卫失调而发病；病由内发者，系在一定条件下，疾病由阴转阳，或由表出里。由于病人体质和病邪传变的不同，同是太阳经证，却又有中风与伤寒的区别。

1. 太阳经证

太阳经证，是指太阳经受外邪侵袭、邪在肌表，经气不利而出现的临床证候。可分为太阳中风证和太阳伤寒证。

(1)太阳中风证：太阳中风证，是指风邪袭于肌表，卫气不固，营阴不能内守而外泄出现的一种临床证候。

临床上亦称之为表虚证。

【临床表现】发热，汗出，恶风，头痛，脉浮缓，有时可见鼻鸣干呕。

【证候分析】太阳主表，统摄营卫。今风寒外袭肌表，以风邪为主，腠理疏松，故有恶风之感；卫为阳，功主卫外，卫受病则卫阳浮盛于外而发热；正由于卫阳浮盛于外，失其固外开合的作用，因而营阴不能有内守而汗自出；汗出肌腠疏松，营阴不足，故脉浮缓。鼻鸣干呕，则是风邪壅滞而影响及于肺胃使然。此证具有汗出，脉浮缓的特征，故又称为表虚证。

这是对太阳伤寒证的表实而言，并非绝对的虚证。

(2)太阳伤寒证：太阳伤寒证，是指寒邪袭表，太阳经气不利，卫阳被束，营阴郁滞所表现出的临床证候。

【临床表现】发热，恶寒，头项强痛，体痛，无汗而喘，脉浮紧。

【证候分析】寒邪袭表，卫阳奋起抗争，卫阳失去其正常温分肉、肥腠理的功能，则出现恶寒；卫阳浮盛于外，势必与邪相争，卫阳被遏，故出现发热，伤寒临床所见，多为恶寒发热并见。风寒外袭，腠理闭塞，所以无汗；寒邪外袭，太阳经气不利，故出现头项强痛；正气欲向外而寒邪束于表，故见脉浮紧；呼吸喘促乃由于邪束于外，肌腠失宣，影响及肺，肺气不利所致。因其无汗，故称之为表实证。

2.太阳腑证

太阳腑证，是指太阳经邪不解，内传入腑所表现出的临床证候。

（1）太阳蓄水证：太阳蓄水证，是指外邪不解，内舍于太阳膀胱之腑，膀胱气化失司，水道不能而致蓄水所表现出的临床证候。

【临床表现】小便不利，小腹胀满，发热烦渴、渴欲饮水，水入即吐，脉浮或浮数。

【证候分析】膀胱主藏津液，化气行水，因膀胱气化不利，既不能布津上承，又不能化气行水，所以出现烦渴，小便不利。水气上逆，停聚于胃，拒而不纳，故水入即吐。本证的特点是"小便不利，烦渴欲饮，饮入则吐"。

（2）太阳蓄血证：太阳蓄血证，是指外邪入里化热，随经深入下焦，邪热与瘀血相互搏结于膀胱少腹部位所表现出的临床证候。

【临床表现】少腹急结，硬满疼痛，如狂或发狂，小便自利或不利，或大便色黑，舌紫或有瘀斑，脉沉涩或沉结。

【证候分析】外邪侵袭太阳，入里化热，营血被热邪煎灼，热与蓄血相搏于下焦少腹，故见少腹拘急，甚则硬满疼痛。心主血脉而藏神，邪热上扰心神则如狂或发狂。若瘀血结于膀胱，气化失司，轻则小便自利，重则小便不利，溺涩而痛。瘀血停留胃肠，则大便色黑。

郁热阻滞，脉道不畅，故脉沉涩或沉结。本证妇女多见，除上述表现外，常兼有经水不调，病经或经闭等瘀热阻于胞宫的见症。

表2-22　太阳病的辨证要点

太阳经证	
太阳中风证	发热，恶风，汗出，脉浮缓，或见鼻鸣，干呕。
太阳伤寒证	恶寒，发热，头项强痛，身体疼痛，无汗，脉浮紧，或见气喘。
太阳腑证	
太阳蓄水证	发热恶寒，小便不利，小腹满，口渴，或水入即吐，脉浮或浮数。
太阳蓄血证	少腹急结或硬满，小便自利，如狂或发狂，善忘，大便色黑如漆，脉沉涩或沉结。

（二）阳明病证

阳明病证，是指太阳病未愈，病邪逐渐亢盛入里，内传阳明或本经自病而起邪热炽盛，伤津成实所表现出的临床证候。为外感病的极期阶段，以身热汗出，不恶寒，反恶热为基本特征。病位主要在肠胃，病性属里、热、实。根据邪热入里是否与肠中积滞互结，而分为阳明经证和阳明腑证。

1.阳明经证

阳明经证，是指阳明病邪热弥漫全身，充斥阳明之经，肠中并无燥屎内结所表现出的临床证候。又称阳明热证。

【临床表现】身大热，大汗出，大渴引饮，脉洪大；或见手足厥冷，喘促气粗，心烦谵语、舌质红、苔黄腻。

【证候分析】本证以大热、大汗、大渴、脉洪大为临床特征。邪入阳明，燥热亢盛，充斥阳明经脉，故见大热；邪热熏蒸，迫津外泄，故是大汗；热盛煎熬津液，津液受损，故出现大渴引饮。热甚阳亢，阳明为气血俱多之经，热迫其经，气血沸腾，故脉现洪大；热扰心神，神志不宁，故出现心烦谵语；热邪炽盛，阴阳之气不能顺接，阳气一时不能外达于四末，故出现手足厥冷，所谓"热甚厥亦甚"正是此意；舌质红、苔黄腻皆阳明热邪偏盛所致。

2. 阳明腑证

阳明腑证，是指阳明经邪热不解，由经入腑，或热自内发，与肠中糟粕互结，阻塞肠道所表现出的临床证候。又称阳明腑实证。临床是症以"痞、满、燥、实"为其特点。

【临床表现】日晡潮热、手足汗出，脐腹胀满疼痛，大便秘结，或腹中转失气，甚者谵语，狂乱，不得眠，舌苔多厚黄干燥，边尖起芒刺，甚至焦黑燥裂。脉沉迟而实，或滑数。

【证候分析】本证较经证为重，往往是阳明经证进一步的发展。阳明腑实证热邪型多为日晡潮热，即午后三至五时热较盛，而四肢禀气于阳明，腑中实热，弥漫于经，故手中汗出；阳明证大热汗出；或误用发汗使津液外泄，于是肠中干燥，热与糟粕充斥肠道，结而不通，则脐腹部胀满疼痛，大便秘结；燥矢内结，结而不通，气从下矢，则腹中矢气频转。邪热炽盛上蒸而熏灼心宫，出现谵语、狂乱、不得眠等症。热内结而津液被劫，故苔黄干燥，起芒刺或焦黑燥裂。燥热内结于肠，脉道壅滞而邪热又迫急，故脉沉迟而实或滑数。

表 2-23　　阳明病证的辨证要点

阴阳症证	辨证要点
阳明经证	身大热，不恶寒，反恶热，汗大出，大渴引饮，心烦躁扰，面赤，气粗，苔黄燥，脉洪大
阳明腑证	日晡潮热，手足汗出，脐腹胀满疼痛、拒按，大便秘结，甚则神昏谵语，狂躁不得眠，舌苔黄厚干燥，或起芒刺，甚至苔焦黑燥裂，脉沉实或滑数

(三) 少阳病证

少阳病证，是指人体受外邪侵袭，邪正分争于表半里之间，少阳枢机不利所表现出的临床证候。少阳病从其病位来看，是已离太阳之表，而又未入阳明之里，正是半表半里之间，因而在其病变的机转上属于半表半里的热证。可由太阳病不解内传，或病邪直犯少阳，或三阴病阳气来复，转入少阳而发病。

【临床表现】往来寒热，胸胁苦满，默默不欲饮食，心烦喜呕，口苦，咽干，目眩，苔薄白、脉弦。

【证候分析】本证以往来寒热、胸胁苦满，心烦口苦呕恶为其主症。邪犯少阳，邪正交争于半表半里，故见往来寒热；少阳受病，胆火上炎，灼伤津液，故见口苦、咽干；胸胁是少阳经循行部位，邪热壅于少阳，往脉阻滞，气血不和，则胸胁苦满。肝胆疏泄不利，影响及胃，胃失和降，则见呕吐，默默不欲饮食。少阳木郁，水火上逆，则心中烦扰；肝胆受病，气机郁滞，故见脉弦。

表 2-24　少阳病证的辨证要点

病证	辨证要点
少阳病证	口苦，咽干，目眩，寒热往来，胸胁苦满，默默不欲饮食，心烦欲呕，脉弦

(四)太阴病证

太阴病证，是指邪犯太阴，脾胃机能衰弱所表现出的临床证候。太阴病中之"太阴"主要是指脾(胃)而言。可由三阳病治疗失当，损伤脾阳，也可因脾气素虚，寒邪直中而起病。

【临床表现】腹满而吐，食不下，自利，口不渴，时腹自痛。或舌苔白腻，脉沉缓而弱。

【证候分析】太阴病总的病机为脾胃虚寒，寒湿内聚。脾土虚寒，中阳不足，脾失健运，寒湿内生，湿滞气机则腹满；寒邪内阻，气血运行不畅，故腹痛阵发；中阳不振，寒湿下注，则腹泻便溏，甚则下利清谷，下焦气化未伤，津液尚能上承，所以太阴病口不渴；寒湿之邪，弥漫太阴，故舌苔白腻，脉沉缓而弱。

表 2-25　太阴病证的辨证要点

病证	辨证要点
太阴病证	腹满而吐，食不下，泄泻，口不渴，时腹自痛，四肢欠温，脉沉缓或弱

(五)少阴病证

少阴病证，是指少阴心肾阳虚，虚寒内盛所表现出的全身性虚弱的一类临床证候。少阴病证为六经病变发展过程中最危险的阶段。病至少阴，心肾机能衰减，抗病能力减弱，或从阴化寒或从阳化热，因而在临床上有寒化、热化两种不同证候。

1.少阴寒化证

少阴寒化证，是指心肾水火不济，病邪从水化寒，阴寒内盛而阳气衰弱所表现出的临床证候。

【临床表现】无热恶寒，脉微细，但欲寐，四肢厥冷，下利清谷，呕不能食，或食入即吐；或脉微欲绝，反不恶寒，甚至面赤。

【证候分析】阳虚失于温煦，故恶寒倦卧，四肢厥冷；阳气衰微，神气失养，故呈现"但欲寐"神情衰倦的状态；阳衰寒盛，无力鼓动血液运行，故见脉微细；肾阳虚无力温运脾阳以助运化，故下利清谷；若阴寒极盛，将残阳格拒于上，则表现为阳浮于上的面赤"戴阳"假象。

2.少阴热化证

少阴热化证，是指少阴病邪从火化热而伤阴，致阴虚阳亢所表现出的临床证候。

【临床表现】心烦不寐，口燥咽干，小便短赤、舌红，脉细数。

【证候分析】邪入少阴，从阳化热，热灼真阴，肾阴亏，心火亢，心肾不交，故出现心烦不寐；邪热伤津，津伤而不能上承，故口燥咽干；心火下移小肠，故小便短赤；阴伤热灼，内耗营阴，故舌红而脉细数。

表 2-26　少阴病证的辨证要点

病证	辨证要点
少阴寒化证	无热恶寒，但欲寐，四肢厥冷，下利清谷，呕不能食，或食入即吐，或身热反不恶寒，甚至面赤，脉微细
少阴热化证	心烦不得眠，口燥咽干，舌尖红，脉细数

(六) 厥阴病证

厥阴病证，是指病至厥阴，机体阴阳调节功能发生紊乱所表现出的寒热错杂，厥热胜复的临床证候。为六经病证的较后阶段。厥阴病的发生，一为直中，系平素厥阳之气不足，风寒外感，直入厥阴；二为传经，少阴病进一步发展传入厥阴；三为转属；少阳病误治，失治，阳气大伤，病转厥阴。

【临床表现】消渴、气上冲心，心中疼热，饥不欲食，食则吐蛔。

【证候分析】本证为上热下寒，胃热肠寒证。上热，多指邪热犯于上焦，此处应包括胃，患者自觉热气上冲于脘部甚至胸部，时感灼痛，此属肝气挟邪热上逆所致；热灼津液，则口渴多饮；下寒，多指肠道虚寒，此处亦应包括胃。胃肠虚寒，纳化失职，则不欲食；蛔虫喜温而恶寒，肠寒则蛔动，逆行于胃或胆道，则可见吐蛔。此证反映了厥阴病寒热错杂的特点。

表 2-27　厥阴病证的辨证要点

病证	辨证要点
厥阴病	消渴，气上撞心，心中疼热，饥而不欲食，食则吐蛔

二、六经病的传变

传变是疾病本身发展过程中固有的某些阶段性的表现，也是人体脏腑经络相互关系发生紊乱而依次传递的表现。一般认为："传"是指疾病循着一定的趋向发展；"变"是指病情在某些特殊条件下发生性质的转变。六经病证是脏腑、经络病理变化的反映，人体是一个有机的整体，脏腑经络密切相关，故一经的病变常常会涉及到另一经，从而表现出合病，并病及传经的病证候。

1. 合病

两经或三经同时发病，出现相应的证候。而无先后次第之分。如太阳经病证和阳明经证同时出现，称"太阳阳明合病"；三阳病同病的为"三阳合病"。

2. 并病

凡一经之病，治不彻底，或一经之证未罢，又见他经证候的，称为并病。无先后次第之分。如少阳病未愈，进一步发展而又涉及阳明，称"少阳阳明并病"。

3. 传经

病邪从外侵入，逐渐向里传播由这一经的证候转变为另一经的证候，称为"传经"。传经与否，取决于体质的强弱，感邪的轻重，治疗得当与否三个方面。如邪盛正衰，则发生传变，正盛邪退，则病转痊愈。身体强壮者，病变多传三阳；体质虚弱者，病变多传三阴。此外，误汗、误下，也能传入阳明，更可以不经少阳，阳明而经传三阴。但三阴病也不一定从阳经传来，有时外邪可以直中三阴。传经的一般规律有：

（1）循经传：就是按六经次序相传。如太阳病不愈，传入阳明，阳明不愈，传入少阳；三阳不愈，传入三阴，首传太阴，次传少阴，终传厥阴。一说有按太阳—少阳—阳明—太阴—厥阴—少阴相传者。

（2）越经传：是不按上述循经次序，隔一经或隔两经相传。如太阳病不愈，不传少阳，而传阳明，或不传少阳、阳明而直传太阴。越经传的原因，多由病邪旺盛，正气不足所致。

（3）表里传：即是相为表里的经相传。例如太阳传入少阴，少阳传入厥阴，阳明传入太阴，是邪盛正虚由实转虚，病情加剧的证候，与越经传含义不同。

4. 直中

凡病邪初起不从阳经传入，而经中阴经，表现出三阴经证候的为直中。

以上所述，都属由外传内，由阳转阴。此外，还有一种里邪出表，由阴转阳的阴病转阳证。所谓阴病转阳，就是本为三阴病而转变为三阳证，为正气渐复，病有向愈的征象。

第六节 卫气营血辨证

卫气营血辨证，是清代医学家叶天士首创的一种论治外感温热病的辨证方法。

四时温热邪气侵袭人体，会造成卫气营血生理功能的失常，破坏了人体的动态平衡，从而导致温热病的发生。此种辨证方法是在伤寒六经辨证的基础上发展起来的，又弥补了六经辨证的不足，从而丰富了外感病辨证学的内容。

卫、气、营、血，即卫分证、气分证、营分证、血分证这四类不同证候。当温热病邪侵入人体，一般先起于卫分，邪在卫分郁而不解则传变而入气分，气分病邪不解，以致正气虚弱，津液亏耗，病邪乘虚而入营血，营分有热，动血耗阴势必累及血分。

一、卫气营血证候分类

温热病按照卫气管血的方法来辨证，可分为卫分证候、气分证候、营分证候和血分证候四大类。四类证候标志着温热病邪侵袭人体后由表入里的四个层次。卫分主皮毛，是最浅表的一层，也是温热病的初起。气分主肌肉，较皮毛深入一层。营血主里，营主里之浅，血主里之深。

（一）卫分证候

卫分证候，是指温热病邪侵犯人体肌表，致使肺卫功能失常所表现的证候。其病变主要累及肺卫。

【临床表现】本证的基本临床特征是：发热与恶寒并见，发热较重，恶风（寒）较轻。风温之邪犯表，卫气被郁，奋而抗邪，故发热、微恶风寒。风温伤肺，故咳嗽，咽喉肿痛。风热上扰，则舌边尖红。风邪在表，故脉浮，苔薄，兼热邪则脉数。

(二)气分证候

气分证候，是指温热病邪内入脏腑，正盛邪实，正邪剧争，阳热亢盛的里热证候。为温热邪气由表入里，由浅入深的极盛时期。由于邪入气分及所在脏腑、部位的不同，所反映的证候有多种类型，常见的有热壅于肺、热扰胸膈、热在肺胃、热迫大肠等。

【临床表现】发热不恶寒反恶热，舌红苔黄，脉数；常伴有心烦、口渴、面赤等症。若兼咳喘、胸痛、咯吐黄稠痰者，为热壅于肺；若兼心烦懊恼坐卧不安者，为热扰胸膈；若兼自汗、喘急、烦闷、渴甚，脉数而苔黄燥者为热在肺胃；若兼胸痞、烦渴、下利、谵语者，为热迫大肠。

【证候分析】温热病邪，入于气分，正邪剧争，阳热亢盛，故发热而不恶寒，尿赤、舌红、苔黄、脉数，邪不在表，故不恶寒而反恶热；热甚津伤故口渴；热扰心神故心烦。热壅于肺，气机不利，故咳喘、胸痛；肺热炼液成痰，故痰多黄稠。热扰胸膈，郁而不达故烦闷懊恼，坐卧不宁。热在肺胃，热在于肺，肺热郁蒸，则自汗、喘急；热在于胃，胃在津液被热所灼，则烦闷，渴甚而脉数，苔黄燥。肺胃之热下迫大肠，肠热炽甚，热结旁流，则胸痞烦渴而下利、谵语。

(三)营分证候

营分证候，是指温热病邪内陷的深重阶段表现的征候。营行脉中，内通于心，故营分证以营阴受损，心神被扰的病变为其特点。

【临床表现】身热夜甚，口渴不甚，心烦不寐，甚或神昏谵语，斑疹隐现，舌质红绛，脉象细数。

【证候分析】邪热入营，灼伤营阴，真阴被劫，故身热灼手，入夜尤甚，口干反不甚渴，脉细数。营分有热，热势蒸腾，故舌质红绛。若热窜血络，则可见斑疹隐隐。心神被扰，故心烦不寐，神昏谵语。

(四)血分证候

血分证候，是指温热邪气深入阴分，损伤精血津液的危重阶段所表现出的证候。也是卫气营血病变最后阶段的证候。典型的病理变化为热盛动血，心神错乱。病变主要累及心、肝肾三脏。临床以血热妄行和血热伤阴多见。

1.血热妄行证

是指热入血分，损伤血络而表现的出血证候。

【临床表现】在营分证的基础上，更见烦热躁扰，昏狂，谵妄，斑疹透露，色紫或黑，吐衄、便血，尿血，舌质深绛或紫。脉细数。

【证候分析】邪热入于血分，较诸热闭营分更为重。血热扰心，故躁扰发狂；血分热极，迫血妄行，故见出血诸症；由于热炽甚极故昏谵而斑疹紫黑。血中热炽，故舌质深绛或紫。实热伤阴耗血，故脉见细数。热入营分和血热妄行二者在麻疹和舌象上的主要区别为：前者热灼于营，斑疹隐隐，舌质红绛，为病尚浅；后者热灼于血，斑疹透紫色或紫黑，舌深绛或紫。

2.血热伤阴证

是指血分热盛，阴液耗伤而见的阴虚内热的证候。

【临床表现】持续低热、暮热朝凉、五心烦热、口干咽燥、神倦耳聋、心烦不寐、舌上少津、脉虚细数。

【证候分析】邪热久羁血分，劫灼阴液，阴虚则阳热内扰，故低热，或暮热朝凉，五心烦热；阴精耗竭，不能上荣清窍，故口干、舌燥、舌上少津，耳聋失聪；阴精亏损，神失所养，故神倦；精血不足，故脉虚细；阴虚内热，则见脉数。

小结

卫气营血证候

卫分症：症状：发热，微恶风寒，口渴，头痛咳嗽，咽喉肿痛。舌苔：舌边尖红。脉象：浮数。

气分症：症状：发热不恶寒反恶热，口渴甚，或咳喘痰黄，或心烦懊恼，或壮热大汗。舌苔：舌红苔黄。脉象：数。

营分症：症状：身热夜甚，口渴不甚，心烦不寐，甚或神昏谵语，斑疹隐现。舌苔：舌苔绛，脉象：细数。

血分症：①血热妄行证。症状：烦热狂躁，谵妄，斑疹透露，吐衄，便血，尿血。舌苔：舌质深绛或紫。脉象：细数。②血热伤阴证。症状：低热、暮热朝凉、五心烦热、口干，神倦，耳聋、心烦不寐。舌苔：舌体瘦小少津。脉象：虚细数。

二、卫气营血证候的传变规律

在外感温热病过程中，卫气营血的证候传变，有顺传和逆传两种形式。

1. 顺传

外感温热病多起于卫分，渐次传入气分、营分、血分，即由浅入深，由表及里，按照卫—气—营—血的次序传变，标志着邪气步步深入，病情逐渐加重。

2. 逆传

即不依上述次序传变，又可分为两种：一为不循经传，如在发病初期不一定出现卫分证候，而直接出现气分、营分或血分证候；一为传变迅速而病情重笃为逆传，如热势弥漫，不但气分、营分有热，而且血分受燔灼出现气营同病，或气血两燔。

第七节　三焦辨证

三焦辨证，是外感温热病辨证纲领之一，为清代医家吴鞠通所倡导。它是根据《内经》关于三焦所属部位的概念，大体将人体躯干所隶属的脏器，划分为上、中、下三个部分。从咽喉至胸隔属上焦；脘腹属中焦；下腹及二阴属下焦，并在《伤寒论》六经分证和叶天士卫气营血分证的基础上，结合温病的传变规律特点而总结出来的。

⟹ 一、三焦病证的分类

三焦所属脏腑的病理变化和临床表现，标志着温病发展过程的不同阶段。上焦主要包括手太阴肺经和手厥阴心包经的病变，多为温热病的初期阶段。中焦主要包括手、足阳明和足太阴脾经的病理变化。脾胃同属中焦，阳明主燥，太阴主湿。邪入阳明而从燥化，则多呈里热燥实证；邪入太阴从湿化，多为湿温病证，其中足阳明胃经的病变多为极期阶段。下焦主要包括足少阴肾和足厥阴肝经的病变，多为肝肾阴虚之候，属温病的末期阶段。

(一)上焦病证

上焦病证，是指温热病邪，侵袭人体从口鼻而入，自上而下，一开始就出现的肺卫受邪的证候。温邪犯肺以后，它的传变有两种趋势，一种是"顺传"，指病邪由上焦传入中焦而出现中焦足阳明胃经的证候；另一种为"逆传"；即从肺经而传入手厥阴心包经，出现"逆传心包"的证候。

【临床表现】微恶风寒，身热自汗，口渴或不渴而咳，午后热甚；脉浮数或两寸独大；邪入心包，则舌蹇肢厥，神昏谵语。

【证候分析】邪犯上焦，肺合皮毛而主表，故恶风寒。肺病不能化气，气郁则身热。肺气不宣，则见咳嗽。午后属阴，浊阴旺于阴分，故午后身热。温热邪在表，故脉浮数。邪在上焦；故两寸独大。

温邪逆传心包，舌为心窍，故舌蹇；心阳内郁，故肢厥；热迫心伤，神明内乱，故神昏谵语。

(二)中焦病证

中焦病证，是指温病自上焦开始，顺传至于中焦，表现出的脾胃证候。若邪从燥化，或为无形热盛，或为有形热结，表现出阳明失润，燥热伤阴的证候。若邪从湿化，郁阻脾胃，气机升降不利，则表现出湿温病证。因此，在证候上有胃燥伤阴与脾经湿热的区别。

1. 胃燥伤阴证

是指病入中焦，邪从燥化，出现阳明燥热的证候。

【临床表现】身热面赤，腹满便秘。口干咽燥。唇裂舌焦，苔黄或焦燥，脉象沉涩。

【证候分析】阳热上炎，则身热面赤。燥热内盛，热迫津伤，胃失所润，则见身热腹满便秘，口干咽燥，唇裂苔黄或焦燥。气机不畅，津液难于输布，故脉沉涩。

本证病机与临床表现和六经辨证中的阳明病证基本相同。但本证为感受温邪，传变快，人体阴液消耗较多。

2. 脾经湿热证

是指湿温之邪，郁阻太阴脾经而致的证候。

【临床表现】面色淡黄，头身重病，汗出热不解，身热不扬，小便不利，大便不爽或溏泄，苔黄滑腻，脉细而濡数，或见胸腹等处出现白㾦。

【证候分析】太阴湿热，热在湿中，郁蒸于上，则面色淡黄，头重身痛。湿热缠绵不易分解，故汗出热不解，湿热困郁，阻滞中焦，脾运不健，气失通畅，故小便不利，大便不爽或溏泄。湿性黏滞，湿热之邪留恋气分不解，郁蒸肌表，则见身热不扬，白㾦透露，苔黄滑腻，脉细而濡数，均为湿热郁蒸之象。

（三）下焦病证

下焦病证，是指温邪久留不退，劫灼下焦阴精，肝肾受损，而出现的肝肾阴虚证候。

【临床表现】身热面赤，手足心热甚于手足背，口干，舌燥，神倦耳聋，脉象虚大；或手足蠕动、心中詹詹大动，神倦脉虚，舌绛少苔，甚或时时欲脱。

【证候分析】湿病后期，病邪深入下焦，真阴耗损，虚热内扰，则见身热面赤，手中心热甚于手足背，口干，舌燥等阴虚内热之象。阴精亏损，神失所养则神倦。阴精不得上荣清窍则耳聋，肝为刚脏，属风木而主筋，赖肾水以涵养。真阴被灼，水亏木旺。筋失所养而拘挛则出现手脚蠕动甚或痉挛。阴虚水亏，虚风内扰则心中詹詹大动。至于脉虚，舌绛苔少，甚或欲脱，均为阴精耗竭之虚象。

➡ 二、三焦病证的传变规律

三焦病的各种证候，标志着温病病变发展过程中的三个不同阶段。其中上焦病证候，多表现于温病的初期阶段；中焦病证候，多表现于温病的极期阶段；下焦病证候多表现于温病的末期阶段。其传变一般多由上焦手太阴肺经开始，由此而传入中焦，进而传入下焦为顺传；如感受病邪偏重，低抗力较差的病人，病邪由肺卫传入手厥阴心包经者为逆传。

三焦病的传变，取决于病邪的性质和受病机体抵抗力的强弱等因素，如病人体质偏于阴虚而抵抗力较强的，感受病邪又为温热、温毒、风温、温疫、冬瘟，若顺传中焦，则多从燥化而为阳明燥化证；传入下焦，则为肝肾阴虚之证。如病人体质偏于阳虚而抵抗力较弱者，感受病邪又为寒湿，若顺传中焦，则多从湿化，而为太阴湿化证；传入下焦，则为湿久伤阳之证。唯暑兼湿热，传入中焦可从燥化，也可以湿化；传入下焦，既可伤阴，也可伤阳，随其所兼而异。

三焦病的传变过程，虽然有自上而下，但这仅指一般而言，也并不是固定不变的。有的病犯上焦，经治而愈，并无传变；有的又可自上焦经传下焦，或由中焦再传肝肾的，这又与六经病的循经传、越经传相似。也有初起即见中焦太阴病症状的，也有发病即见厥阴症状的。这又与六经病证中的直中相类似。此外，还有两焦症状互见和病邪弥漫三焦的，这又与六经的合病、并病相似。

考点提示 ▶ 六淫、气血津液、脏腑、经络辨证的临床表现。

练习题

（赵丽）

第四章

诊断与病案

第一节　诊断

诊断，也称诊病，即在临床上对病人所患疾病给以高度的概括，并给以符合病情，切中病机的恰当病名和证名。诊断包括证候诊断和疾病诊断两部分。

一、证候诊断

证候诊断又称为辨证，是确定病人所患疾病现阶段的证候名称。辨证论治是中医学的特色，因此证候诊断在疾病诊断中占有重要的地位。在诊断确切，辨证清楚的前提下，才可论治无误，因此证候诊断就是辨证的过程和结果。

（一）辨证的方法

辨证的过程，实际上就是在整体观指导下以阴阳五行、脏腑、经络、病因病机等基本理论为依据，对四诊所搜集到的病史、症状和环境因素等临床资料，进行综合分析，辨明其内在联系和各种病证间的相互关系，从而求得对疾病本质的认识，对疾病证候作出恰当的判断。

分析、综合、联想、判断，是辨证诊断过程中基本的思维形式。以眩晕为例来说，有"诸风掉眩，皆属于肝""无痰不眩，无火不眩""无风不作眩""无虚不作眩""肥人眩晕，气虚有痰；瘦人眩晕，血虚有火""风阳上扰，发为眩晕"等多种说法。医生于此病应考虑肝、风、痰、火、血虚、气虚、阳亢等等。但仅凭眩晕一症来确定疾病的本质是很困难的，这就要求医生四诊合参，详细诊察，如发现病人有面色淡白、舌质淡、脉沉细等体征，在思维中认为血虚的可能性就增加了。再经问诊，如有失眠、心悸、月经量少等症，便可诊断为血虚证。

一般在证候诊断时，可分七个步骤进行。

1. 追问病史

一般疾病，都有感受冷热、饮食不节、情志受伤等病史，应根据情况首先询问。

2. 审证求因

应根据症状特点、性质等探求其发生的原因。如"诸躁狂越，皆属于火""诸暴强直，皆属于风"。应当指出的是，辨证的原因，不一定是指引起疾病发生的原始致病因素，更重要的是指引起疾病的现阶段表现的原因。如风寒束肺证的病因是外感"风寒"邪气，这是原始致病因素，也是我们要审征求因的"因"，而痰湿阻肺证的病因是"痰湿"，即非原始致病因素，其原始致病因素可能是外感风寒或暴伤饮冷或其他，那么在本证的审证求因中，后者便居于次要地位，而前者是引起现在表现的原因，并对疾病的发生发展起重要的作用。

3. 确定病位

就是辨别病变的主要部位。病位是指病变所在的部位，一般用表里、脏腑、经脉、气血、营卫、阴阳等表示。外感病多用表里、六经、卫气营血、三焦和脏腑等表示，杂病多用脏腑、经脉、气血、阴阳等表示。病变的主要部位可以是一个，也可以是两个，邪热壅肺，病变主要部位在肺；肝火犯肺病变主要病位在肝、肺。又如血虚证，是肝血虚还是心血虚，则应进一步联系其他症状进行脏腑定位。

4. 审察病机

病因侵及一定的部位，则有一定的病机，根据脉症的变化可审察明确病机的变化。

5. 分清病性

在明确病机的同时，要知病情之所属。主要根据八纲辨证，辨别疾病的寒热虚实等病性。如口渴喜冷饮，尿赤便结，烦躁脉数为热；口淡不渴或喜热饮，尿清便溏，脉迟为寒。

6. 详析病势

病势即病机转变发展的趋势。判断病势，主要根据脉症的变化进行分析。如阳证脉势减缓，表示邪气渐退，为病将愈。

7. 确定证名

证候的命名，一般以病因、病位、病机三者综合最佳，如脾虚湿滞、肺热痰壅等。由于证候诊断与疾病诊断常综合同时进行，所以，证名和病名也常同时确定。

（二）辨证的要点

1. 四诊详细而准确，是辨证的基础

根据四诊合参的原则，辨证不能只凭一个症状或一个脉象，仓促诊断，必须把望、闻、问、切四方面的证候结合起来，作为辨证的依据，以免出现偏差或造成误诊。

四诊已运用了，还要注意每一诊是否做到详细准确并无遗漏，否则四诊虽具而不完备，辨证的基础仍不牢固。

四诊的准确性，直接影响辨证的准确与否。疾病千变万化，表现各种各样，临床上有患者叙述不全，或由于神志的影响，讲不清楚或隐瞒或夸大病情的情况，医生应仔细分析，力争准确，保证辨证无误。同时，还要求医生客观地进行四诊，不能以主观臆测和疑似模糊的印象作为根据。

2. 围绕主要症状进行辨证

辨证要善于掌握主症。所谓主症。可能是一个症状，或是几个症状，这一个症状或几个症状是疾病的中心环节。抓住主症，然后以主症为中心，结合他症、脉、舌等，便能准确地鉴别病因，辨清证候。如病人身肿而气喘，同时兼有其他症状，首先要求从肿和喘的先后来判别主症。假如先肿而后喘，则肿为主症，然后抓住水肿这个主症，围绕主症诊察其他兼证，从而辨别病位以肺、脾、肾哪一脏为主及水肿的寒热虚实。如果兼有面色㿠白，舌苔白润，小便短少，大便溏泻，腹胀不思饮食，时吐涎沫，四肢无力，倦怠，脉象濡缓等一系列症状，经过辨证分析可确定主要是脾的证候，肺的证候居于次要地位。因此可以诊断本病是脾阳不振，运化失司，故聚水而成肿，水气上犯而为喘，由此可见，掌握主证并围绕主症进行辨证是很重要的一环。

3. 从病变发展过程中辨证

疾病的过程，是一个不断变化的过程。虽是同一种病，根据个体和条件的不同，而有不同的变化。就是同一个人，他的病情也会因时而变，因治而变。例如伤寒患者初起的表实证，因误治而后出现表虚证或其他变证；温病也是如此，今天病在气分，明天可能已入营或入血，或仍相持于气分，或热退病解。这就要求医者必须从疾病变化中去辨别证候，细察起病原因，治疗经过及效果，审察目前的病机，推断发展的趋势，只有把疾病看成动态的，而不是静态的过程，才能在辨证中准确无误。病证未变，则辨证的结果不变；病证已变，则辨证的结果自然随之而改变了。

4. 个别的症状，有时是辨证的关键

就一般的辨证规律而言，由四诊所得的症状和各种检查所得，相加起来是一个整体，个别症状是全部症状的一个单位，在个人整体中的各种指征都比较统一，它仍是相补充的关系。但是也有一些病人个别病状与全部症状不统一，有时互相抵触。因而似乎不能得出一致的辨证结果。这时可以按照八纲辨证的方法，在复杂的病症中，根据个别能够真正反映整个病机的症或脉或舌，而断然给予辨证的结论，但这决定性的一症、一脉或一舌，不能离开全部证候来孤立地下判断。因此，辨证不仅可按正常的现象下判断，也可透过反常的证候下结论；但在反常的证候中，必须求得足以真正指示疾病之本质的症、舌、脉，诊断才能正确。如喻嘉言治徐国珍一案，身热目赤，异常大躁，门牖洞启，身卧于地，辗转不快，更求入井索水，且脉洪大，表面看来，无疑是一派热象。但喻嘉言透过这一串假象，见其索水到手，又置而不饮；脉象洪大无伦，而重按无力。通过这两点喻氏决定徐氏的病是真寒假热证。从这一病例可以具体领会这一辨证要点。

(三) 辨证的综合运用

八纲与其他辨证方法在辨证时应综合运用。八纲是辨证的总纲，又是辨证论治的理论核心，八纲与其他辨证方法的关系，是层次位于更高一级的关系，是其他辨证方法的基础和指针。病因辨证中六淫与疫疠辨证，六经辨证，卫气营血辨证和三焦辨证，适用于外感病的辨证；气血津液辨证、经络辨证，脏腑辨证和病因辨证的一部分则适用于杂病的辨证。至于临床运用，应根据具体情况灵活掌握。例如杂病辨证，可以脏腑辨为中心，若气血津液证突出者，则与气血津液辨证相结合，若与十二经脉所过部位症状有关者，则与经络辨证相结合。因辨证求因是辨证施治的原则之一，所以又必须与病因辨证相结合。

◇ 二、疾病诊断

疾病诊断也叫病名诊断，简称为辨病。所谓疾病诊断，是根据各种疾病的临床特点，对病人作出相应的诊断，确定所患病种的名称。不论外感病还是内伤病，都有其各自的发生、发展、传变转归等内在规律，所以辨别疾病的不同，对于掌握其特殊的本质与发展规律，以及了解各阶段的证候特点，是十分必要的。如泄泻与痢疾，肺痿与肺痈。临症不能不详辨。

1. 疾病诊断的定名

中医对疾病的命名，种类很多，比较复杂，在临床上应根据常用的病名下诊断，不要随意杜撰。病名的具体规范见临床各科。

2.疾病诊断的依据

每种疾病都有自己的临床特点，一般根据其病史和临床表现的特点，即可作出相应的病名诊断。如痢疾一病，以下利赤白，里急后重等为临床主要特征，全身症状或有或无，是由饮食不洁引起，病变好发于夏秋季节，病程较急。符合上述特点，即可作出痢疾的诊断。如不具备上述全部特点或发病季节不同，或病程较长，在作痢疾诊断时就当慎重。

3.疾病的鉴别诊断

某些疾病容易混淆，应注意鉴别。如癫、狂、痫三种虽同是神志异常的疾病，但各有其症状特点，临床可根据其疾病的特点、病因、病机等详加辨别。癫病者以沉默痴呆，语无伦次，静而多喜为特征；狂病者以躁妄打骂，喧扰不宁，动而多怒为特征；痫病者以猝然昏倒，不处人事，四肢抽搐，口吐涎沫，口中如作猪羊叫声为特征。

三、辨病与辨证的关系

证和病二者有密切的关系。但严格说来，证和病的概念不同，证是证候，是指疾病发展阶段中的病因、病位、病性、病机、病势及邪正斗争强弱等方面情况的病理概括；而病则是人体在一定条件下，由致病因素引起的一种以正邪相争为基本形式的病理过程。一个病可以有不同的证，同样相同的证亦可见于不同的病中，所以有"同病异证""异病同证"的说法。

如感冒病，其证有风寒证和风热证的不同，须用不同的治法；再如头痛与眩晕虽属两病但均可出现血虚证候。因此，既要辨证，又要辨病。

辨证既包括四诊检查所得，又包括内外致病因素及病位，全面而又具体地判断疾病在一定阶段的特殊性质和主要矛盾。而辨病则是按照辨证所得，与多种相类似的疾病进行鉴别比较，同时进一步指导辨证，最后把那些类似的疾病一一排除，得出疾病的结论。在得出结论之后，对该病今后病机演变已有一个梗概，在这个基础上进一步辨证，便能预料其顺逆吉凶，而更重要的是经过辨病之后，使辨证与辨病所有的治疗原则与方药结合得更加紧密，以达到提高治疗效果，少走弯路的目的，总之，"病"是从辨证而得的，一种病有一种病的变化规律，这个"病"的规律，又反过来指导辨证。辨证—辨病—辨证，是一个诊断疾病不断深化的过程。

我们不能只以辨证为目的，必须既辨证，又辨病，由辨病再进一步辨证，二者不可偏废。

第二节　病案

病案，古称"诊籍""脉案"和"医案"，近又发展成"病历"，是医生诊治疾病经过的实录。它要求把病人的详细病情，既往病史和家属病史，以及诊断治疗过程，病的结果等都一一如实记录下来。它不仅是复诊和转诊或病案讨论的资料，也是疾病统计和临床研究的重要资料。另外，在发生法律纠纷时，还能作为原始记录，为法律提供重要依据。

准确、系统、全面，是书写病案的基本要求。准确地记录病人的异常感觉和表现，系统地记述疾病的经过，全面记载病人的临床资料和医生诊治过程，保证了病案的真实性和可靠性，使它具有科学价值。这样的病案，能在医疗、教学、科研中发挥重要作用。所以，正确地书写病案，是医生必须掌握的基本技能。

一、中医病案的沿革

我国古代医学家很早就对临床诊疗作了如实的记录。《史记·扁鹊仓公列传》记载了西汉名医淳于意治疗的 25 个病案，是我国现存最早的病案。

宋代已有医案专著问世，许叔微《伤寒九十论》是我国第一部病案专著。明清时期，收集和研究病案的工作被重视，有不少医案名著至今仍被人们借鉴。如明代薛已的《薛氏医案》，汪机的《石山医案》，清代叶桂的《临证指南医案》等等。尤其是明代江采编纂的《名医类案》和清代魏之秀的《续名医类案》二书，收集医案 8000 余个，并加以分类评注，影响很大。这一时期也注意到对病案格式的研究，韩懋、李诞、吴昆、喻昌等人都提出自己的病案格式，其中以喻昌的"议病式"影响最大。

近代何廉臣的《全国名医医案类编》、秦伯未的《清代名医医案精华》等具有新的特色，文字通俗，内容完整。

虽然前人在病案格式的研究上作出了努力，但由于历史条件的限制，中医病案的格式仍未能做到统一，只有在今天，中医病案格式才能做到统一和规范。

二、中医病案的内容与要求

(一) 内容

病案的主要内容，应以四诊、辨证、立法、处方等为重点。

1. 四诊

应如实记录四诊资料，按辨证的要求分清主次，有系统、有重点、扼要地填写，避免主次不分或有重复，遗漏。

2. 辨证

必须把四诊的记述，加以综合研究，找出病因、病机、脏腑经络、阴阳虚实……及其可能的变化等等，从而阐述疾病的病理本质，务求明确、中肯、详尽，避免粗略草率，或理论空泛而与实际脱节。

3. 立法

是根据辨证而来，根据辨证提出治疗法则。立法必须与辨证紧紧相扣。如患者为痢疾病，属虚寒痢，则立法应是温中散寒，健脾化湿。若除了主病，还有兼症，更应按辨证的标本先后缓急而立法。务使立法与辨证丝丝入扣而不相矛盾，或有所遗漏。

4. 处方

应根据立法而定处方，处方包括各种治疗方法，如药物、针灸、按摩等。既可用成方加减，也可以自己化裁、制定新方。不论古方、今方，必须在辨证立法的指导下，精确地处方用药。

除以上四个主要方面外，患者的一般情况，辅助检查，医嘱，医生鉴名，日期及其他有关情况，都应详细准确地记录。

(二)要求

(1)书写病案必须严肃认真,实事求是、准确、及时,住院病案要求在入院的 24 小时内完成,门诊病案要求当时完成。

(2)症状描写要详细,一般要求使用中医名词术语,体现整体观念和辨证论治的理论。

(3)病案内容要求完整,精炼,重点突出,条理清晰。注意前后病情演变的连贯性和系统性。

(4)文字要通顺、简洁,不能涂改,剪贴、挖补。书写一律用钢笔。

(5)最后要签全名,以示负责。

三、中医病案的书写格式

(一)门诊病案

由于门诊病人较多,诊病的时间较短,因此门诊病案书写一般不要求过于详尽。但病历的主要内容必须具备,其格式简述如下:

门诊首次病案书写格式及内容:

姓名　　　　　　　　　性别

年龄　　　　　　　　　职业

工作单位　　　　　　　就诊时间

问诊:

主诉:

病史:

望、闻、切诊:

辨症分析:

诊断:(病名后的括号内写证型)

治法:

方药:(方名、药味及剂量)

医嘱:

医师签全名:

年　　　　　月　　　　　日

(二)住院病案

住院病案格式的内容和要求:

住院号

姓名　　　　　　　　　性别

年龄　　　　　　　　　婚否

民族　　　　　　　　　籍贯

职业　　　　　　　　　工作单位

家庭住址　　　　　　　入院日期

病史陈述者　　　　　　病史采集时间

发病节气　　　　　　家属姓名

电话号码

(1)问诊：①主诉：简炼，提纲式地记录病人自觉最痛苦的一个或几个主要证候及其部位、性质、特点、时间等；②现病史：较详细地记述发病时间、诱因、主要证候、伴随证候、治疗经过及主要实验室检查结果，还要围绕主症，按"十问"了解一般情况；③既往史：了解过去的健康和患病情况；④个人史：个人的嗜好、性情、喜恶及居住条件、劳动卫生、预防注射等。妇女还应询问月经、婚育情况；⑤家族史：了解病者家属成员的健康情况及已故成员的死亡原因。

(2)望诊：①全身。神：神志是否清醒，精神如何。色：指气色。面色是否正常，有无病色。如青、赤、黄、白、黑，或鲜明、暗晦、枯涩等。形态：指形体动态，高矮、胖瘦、强弱、胸廓的宽厚与狭窄，皮肤的润泽与枯燥，注意有无天柱骨倒，肌肤甲错，龟背、鸡胸、震颤，瘫痪，浮肿以及头面部，四肢，行走坐卧等是否正常；②分部。舌象：应详细描述。描述头面、毛发、目、鼻、耳、唇口、齿、龈、咽喉、颈、胸、腹背、皮肤、手(足)指(趾)甲等各部位的情况，小儿还应检查食指络脉。排泄物：大便的颜色、量、形；小便的色、量；呕吐物的内容、色、量；痰涎的形、色、量。

(3)闻诊：①听：听声音，包括语言、呼吸、咳嗽、呕吐、腹声、儿啼声、嗳气、呃逆、哮声、呻吟等；②嗅：注意病人的口、鼻、身体有无异常气味以及了解大便，小便，经带的气味。

(4)切诊：①切脉：详细记述脉象，如左右、寸、关、尺，或浮、中、沉脉，有差别时必须记录清楚。②按诊：头面部、皮肤、四肢、胸、腹、腰、背的温度、湿度；有无触痛拒按；腹部有无积聚痞块；颈、腋、腹股沟处是否有瘰疬、瘿瘤、肿物等；耳穴、体穴之压痛，虚里跳动，水肿压痕等。

(5)专科应有的检查，如外科，五官科等检查。

(6)四诊摘要。

(7)辨证分析。

(8)诊断：

中医病名(证型)

西医病名

(9)治疗计划：①治疗原则；②方药及其他治疗方法如针灸、按摩，其他外治法；③调护。

实习医师

住院医师(签全名)

主治医师

年　　　　月　　　　日

➡ 四、中医病案书写的注意事项

1.医师签名

要签全名，不得马虎，以示负责，以便查询。若由实习医师书写的病历，则应签上实习医师和指导医师的全名。

2.治疗

要详细明确地写清采用何种治疗方法及其具体情况。若采用按摩、针灸、手术等疗法，则应写明疗程、部位、手法及操作时间等。如果采用药物治疗，也应写明治法、方剂名称、药物及剂量、剂型及服法等。

3.西医检诊

结合西医诊断学的内容，作视、触、叩、听检查，主要记录阳性体征或有鉴别意义的阳性体征。西医诊断，有几个病写几个病，主要的先写。

4.日期

书写病案完毕，要注明年、月、日、或时(公历)。

（张天雪）

练习题

参考文献

[1]朱文锋.中医药学高级丛书·中医诊断学.北京：人民卫生出版社，1999.

[2]朱文锋.中医诊断学.上海：上海科学技术出版社，1995.

[3]朱文锋.常见症状中医鉴别诊疗学.北京：人民卫生出版社，2002.

[4]张介眉，杜献琛.人体排出物异常证诊断治疗学.北京：中国医药科技出版社，1994.

[5]冯先波.中医内科鉴别诊断要点.北京：人民人民卫生出版社，2002.

[6]顾亦棣，费兆馥.中医诊法图谱.上海：上海中医学院出版社，1988.

[7]邓铁涛.中医诊断学.上海：上海科学技术出版社，1984.

[8]郭振球.中医诊断学.湖南：湖南科学技术出版社，1998.

[9]方彰林，丁芷林，陈泽霖，等.舌诊研究.上海：上海科学技术出版社，1982.

[10]杨维益，杨牧祥.中医诊断学.北京：中医古籍出版社，1988.

主要参考古籍书目

《脉经》(晋·王叔和)

《濒湖脉学》(明·李时珍)

《景岳全书》(明·张景岳)

《望诊遵经》(清·汪宏)

《四诊抉微》(清·林之翰)

《辨舌指南》(曹炳章)

图书在版编目(CIP)数据

中医诊断学／赵丽，杨定瑶主编. —长沙：中南大学
出版社，2021.8
  ISBN 978-7-5487-4444-3

  Ⅰ. ①中… Ⅱ. ①赵… ②杨… Ⅲ. ①中医诊断学－
高等职业教育－教材 Ⅳ. ①R241

  中国版本图书馆 CIP 数据核字(2021)第 106461 号

中医诊断学
ZHONGYI ZHENDUANXUE

主编 赵 丽 杨定瑶

□**责任编辑** 李 娴
□**责任印制** 唐 曦
□**出版发行** 中南大学出版社
    社址：长沙市麓山南路   邮编：410083
    发行科电话：0731-88876770   传真：0731-88710482
□**印 装** 长沙雅鑫印务有限公司

□**开 本** 787 mm×1092 mm 1/16 □**印张** 9.75 □**字数** 242 千字
□**互联网+图书** 二维码内容 字数 30 千字
□**版 次** 2021 年 8 月第 1 版 □2021 年 8 月第 1 次印刷
□**书 号** ISBN 978-7-5487-4444-3
□**定 价** 33.00 元